中药注射剂临床安全使用
掌中宝 第二版

宋立刚　任新生　主编

化学工业出版社
·北京·

图书在版编目（CIP）数据

中药注射剂临床安全使用掌中宝/宋立刚，任新生主编．—2版．—北京：化学工业出版社，2020.9
ISBN 978-7-122-37180-5

Ⅰ.①中…　Ⅱ.①宋…②任…　Ⅲ.①中草药－注射剂－用药法　Ⅳ.① R283.61

中国版本图书馆 CIP 数据核字（2020）第 096279 号

责任编辑：杨燕玲　　　　　　　　　　　　装帧设计：史利平
责任校对：刘　颖

出版发行：化学工业出版社（北京市东城区青年湖南街13号　邮政编码100011）
印　　刷：北京京华铭诚工贸有限公司
装　　订：三河市振勇印装有限公司
850mm×1168mm　1/64　印张5½　字数129千字
2020年10月北京第2版第1次印刷

购书咨询：010-64518888　　售后服务：010-64518899
网　　址：http://www.cip.com.cn
凡购买本书，如有缺损质量问题，本社销售中心负责调换。

定　　价：29.80元

编写人员名单

主　　编　宋立刚　任新生

副 主 编　刘　芳　任　耘　王万隆

编写人员　柴士伟　天津中医药大学第一附属医院

　　　　　　陈洪章　天津红日药业股份有限公司

　　　　　　季树仙　天津市武清区中医医院

　　　　　　李　宇　天津中医药大学第一附属医院

　　　　　　刘　芳　天津中医药大学第一附属医院

刘秀书　天津中医药大学第二附属医院

罗丽爽　天津红日药业股份有限公司

雒云祥　天津市武清区中医医院

马宇龙　天津红日药业股份有限公司

漆蜀杰　天津红日药业股份有限公司

任　耘　天津医科大学总医院

任新生　天津市泰达医院

宋立刚　天津市食品安全检测技术研究院

孙朝静　天津红日药业股份有限公司

王万隆　天津市中药药事质量控制中心

王雅琦　天津市中医药研究院附属医院

夏新华　天津市泰达医院

徐　萍　天津市第五中心医院

徐志尧　天津中医药大学第二附属医院

闫　婵　天津红日药业股份有限公司

特别鸣谢

组织单位　天津市药品不良反应监测中心

参加单位　天津市中西医结合学会

　　　　　　天津市医疗健康学会（原天津市抗衰老学会）

　　　　　　天津中医药大学第一附属医院

　　　　　　天津市卫生健康委员会中医药剂质量控制中心

致 谢

北大医疗海洋石油医院   天津市第二医院

天津海滨人民医院   天津市第五中心医院

天津市宝坻区人民医院   天津市第一医院

天津市滨海新区大港医院   天津市东丽区中医医院

天津市滨海新区大港中医医院   天津市东丽医院

天津市滨海新区汉沽中医医院   天津市公安医院

天津市第二人民医院   天津市海河医院

天津市黄河医院	天津市水阁医院
天津市蓟州区人民医院	天津市泰达医院
天津市津南医院	天津市天津医院
天津市南开区王顶堤医院	天津市武清区中医医院
天津市南开医院	天津市西青医院
天津市南开中医医院	天津中医药大学第二附属医院
天津市宁河区医院	中国人民解放军联勤保障部队第九八三医院
天津市人民医院	中国医学科学院血液病医院

支持单位 天津红日药业股份有限公司

　　《中药注射剂临床安全使用掌中宝》自2016年5月第1次印刷后深受广大临床医师、护师、药师的好评，出版社已经多次印刷。

　　鉴于《国家医保药品目录》的调整，国家药品监督管理局对部分药品说明书增加警示语，并对【不良反应】、【禁忌】和【注意事项】项进行修订。为保障公众用药安全，本次修订是在原有的基础上，根据《国家医保药品目录》增加了蟾酥注射液、舒肝宁注射液、灯盏花素注射液、瓜蒌皮注射液、益母草注射液、银杏二萜内酯葡胺注射液、银杏内酯注射液7个品种。根据近年来国家药品监督管理局修订药品说明书等有关内容，我们修订和完善了与本书相关的内容。

　　本书的结构、体例仍保持原有的样式，便于读者阅读。

编者

2020年7月

中医药学是中国传统文化的瑰宝，对中华民族繁衍生息做出重大贡献。中药注射剂是指在中医理论指导下，采用先进的制备工艺，从中药或天然药物的单方或复方中提取有效物质制成的可供注入体内的制剂。与其他传统中药剂型相比，中药注射剂具有药效迅速、作用可靠、无消化道吸收过程等特点，适用于不宜口服的患者及危重、急症的治疗。又由于中药特有的扶正祛邪、清热解毒、活血化瘀、增强全身免疫力的功能，特别适用于心脑血管疾病、肿瘤、病毒和细菌感染性疾病的治疗。

目前，我国中药注射剂临床使用中不合理用药情况较为普遍，严重影响了中药注射剂临床使用的安全性。中药注射剂临床不合理使用主要有超适应证用药、缺乏辩证用药、超剂量使用、联合用药不当、选用溶剂不合理等情况。鉴于此，我们组织有关专业人士编写了《中药注射剂临床安全使用掌中宝》一书，书中汇集了60多种临床常用的中药注射剂的成分、性状、功能主治、规格、pH 值、用法用量、不良反应、注意事项等信息，尤其是就有关安全信息如不良反应等问题进行了整理汇总、修订，并从溶剂选择、配制、滴速、注意事项等方面对中药注射剂进行了比较详细的介绍，为临床医师、药师、护师等专业技术人员实际操作中答疑和提供参考。

由于有些品种往往由不同的制造厂家生产，其品质和性状可能不完全一致，因此读者在用药前，应仔细阅读所用药品的说明书，本书仅供参考，敬请注意。

本书在编写过程中得到了天津红日药业股份有限公司的支持。

由于编者的专业和学术水平有限，书中疏漏之处在所难免，敬请广大读者斧正。

编者

2016 年 2 月

编写说明

一、本书药品名称均采用通用名。药品名称后加注 [独] 的，为独家生产品种。

二、【规格】项中多为临床常用的规格。

三、【pH 值】项为注射液本身的酸碱度，或注射用无菌粉末配制后的酸碱度。

四、【用法用量】项按照肌内注射（简称"肌注"）、静脉注射与静脉滴注（简称"静注"与"静滴"）分别书写（个别品种有其他给药方式）。书中列出了具体品种所适用的溶剂、剂量的安全范围。

五、【不良反应】项收载的是说明书中载明的、临床出现的和文献资料中报道的不良反应。

六、【注意事项】项为药品说明书和文献资料中收载的信息。

七、同一品种有多家生产企业时，选择主流的生产企业。

八、每章中所有药物品种按照药品名称的汉语拼音排序，书末附中文药名索引，便于读者速查。

目录

第 1 章

中药注射剂不良反应/事件发生原因

引起中药注射剂出现不良反应/事件的原因很多。从技术层面看是由于中药注射剂大部分是20世纪80年代前后研制的，受当时的研究条件及工艺水平限制，诸多因素导致中药注射剂的质量不稳定，容易引起不良反应/事件。此外，患者的个体差异、病生理状态、不合理用药、药品说明书介绍不完善等，也是引发不良反应/事件的因素。主要可以归纳为以下四方面原因。

1. 药物自身原因

① 原料药材方面的因素。

② 制备工艺方面的因素。

③ 中药注射剂成分复杂。

④ 质量控制标准问题。

⑤ 热原项目不符合标准规定。

⑥ 辅料、包装材料问题。

⑦ 中药注射剂的运输和贮存问题。

2.临床不合理使用

① 超适应证用药。

② 超剂量用药。

③ 缺乏辨证用药。

④ 联合用药不适宜。

⑤ 溶剂选择不适宜。

⑥ 操作不规范。

⑦ 给药途径错误。

⑧ 用药监护不到位。

3.个体差异

不同个体对同一剂量的相同药物有不同反应，这是正常的"生物学差异"现象。由于年龄、性别、生理状态、疾病状态等因素，使得机体对药物的反应不同。其中某些药物女性的不良反应多于男性，婴幼儿、老年人的不良反应多于青壮年。中药注射剂不良反应多发生在高敏体质的患者身上，这些患者对多种药物敏感，容易发生不良反应。

4.安全性研究与风险管理的缺乏

药物安全性研究与评价包括临床前动物实验、上市前人体临床试验和上市后安全性再评价研究三个阶段。而大部分中药注射剂在三个方面都存在不同程度的欠缺。这是目前中药注射剂不良反应呈现不可预知性、不确定性的主要原因之一。

2009年1月国家食品药品监督管理局发布的《中药注射剂安全性再评价工作方案》及之后的技术要求文件，针对中药注射剂基础研究不充分、药用物质基础不明确、质量标准可控性较差及药品说明书过于简单、对合理用药指导性不强等现状，提出明确的改进要求。随着上述工作的积极开展，中药注射剂的质量可控性与安全性将会明显改善与提高。

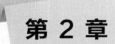

第 2 章

中药注射剂临床使用基本原则

为保障患者用药安全，2008年12月，卫生部、国家食品药品监督管理局和国家中医药管理局联合发布了《关于进一步加强中药注射剂生产和临床使用管理的通知》，在加强对药品生产管理的同时，特别强调临床要合理使用中药注射剂，并附有以下7条临床使用基本原则。

① 选用中药注射剂应严格掌握适应证，合理选择给药途径。能口服给药的，不选用注射给药；能肌内注射给药的，不选用静脉注射或静脉滴注给药。必须选用静脉注射或静脉滴注给药的应加强监测。

② 辨证施药，严格掌握功能主治。临床使用应辨证用药，严格按照药品说明书规定的功能主治使用，禁止超功能主治用药。

③ 严格掌握用法用量及疗程。按照药品说明书推荐剂量、调配要求、给药速率、疗程使用药品。不超剂量、过快滴注和长期连续用药。

④ 严禁混合配伍，谨慎联合用药。中药注射剂应单独使用，禁忌与其他药品混合配伍使用。谨慎联合用药，如确需联合使用其他药品

时，应谨慎考虑与中药注射剂联合使用的间隔时间以及药物相互作用等问题。

⑤ 用药前应仔细询问过敏史，对过敏体质者应慎用。

⑥ 对老人、儿童、肝肾功能异常患者等特殊人群及初次使用中药注射剂的患者应慎重使用，加强监测。对长期使用的，在每个疗程间要有一定的时间间隔。

⑦ 加强用药监护。用药过程中，应密切观察用药反应，特别是初始30分钟。发现异常，立即停药，采用积极救治措施，救治患者。

第 3 章

中药注射剂临床使用注意事项通则

　　本通则适用于本书所载的所有中药注射剂品种，下述所列通则在第4章中药注射剂品种【注意事项】中不再重复收载。

　　① 中药注射剂在使用过程中可能会出现过敏性休克或其他严重不良反应，应在有抢救条件的医疗机构使用，使用者应接受过过敏性休克抢救培训，用药后出现过敏反应或其他严重不良反应须立即停药并及时救治。

　　② 中药注射剂应单独使用，禁忌与其他药品混合配伍使用，谨慎联合用药。如确需联合使用其他药品时，应谨慎考虑与该药品的间隔时间以及药物相互作用等问题。输注该药品前后，应至少使用50ml该药品相应的稀释溶剂对输液管路进行冲洗，冲洗至管路干净为止，以避免输液前后两种药物在输液管路内混合的风险。

　　③ 加强用药监护。用药过程中，应密切观察用药反应，特别是初始前30分钟，如发现异常，应立即停药，并采用积极救治措施，救治

患者。

④ 保存不当可能会影响药品质量。用药前和配置后及使用过程中应认真检查中药注射剂及配置后溶液，如发现药液出现混浊、沉淀、变色、结晶等药物性状改变以及瓶身有漏气、裂纹等现象时，均不得使用。

第 4 章

中药注射剂品种

01 ▶ 清热解毒类

蟾酥注射液 Chansu Zhusheye

【警告】 本品有严重过敏反应病例报告，应在有抢救条件的医疗机构使用，使用者应接受过过敏性休克抢救培训，用药后出现过敏反应或其他严重不良反应须立即停药并及时救治。

【成分】 蟾酥；辅料：氯化钠。

【性状】 本品为近无色至淡黄色的澄明液体。

【功能主治】 清热解毒。用于急、慢性化脓性感染；亦可作为抗肿瘤药辅助用药。

【规格】 2ml；10ml。

【pH值】 4.5 ~ 6.5

【**用法用量**】 肌注 一次2～4ml，一日2次。

静滴 一次10～20ml，一日1次，用5%葡萄糖注射液500ml稀释后缓慢滴注。抗感染：7天为一疗程；抗肿瘤：30天为一疗程，或遵医嘱。

【**不良反应**】 ① 过敏反应 皮肤潮红、皮疹、瘙痒、呼吸困难、心悸、血压下降、过敏性休克等。

② 全身性反应 寒战、发热、过敏性休克等。

③ 呼吸系统 呼吸困难等。

④ 心血管系统 心悸、心律失常、血压下降等。

⑤ 消化系统 恶心、呕吐等。

⑥ 皮肤及其附件 潮红、皮疹、瘙痒等。

⑦ 用药部位 疼痛、皮疹等。

【**禁忌**】 ① 对本品过敏者或有严重不良反应病史者禁用。

② 新生儿、婴幼儿禁用。

③ 妊娠及哺乳期妇女禁用。

【注意事项】 ① 严格按照药品说明书规定的功能主治使用。

② 严格掌握用法用量及疗程。按照药品说明书推荐剂量、调配要求用药，不得超剂量、过快滴注或长期连续用药。

③ 用药前应仔细询问患者情况、用药史和过敏史。对老年人等特殊人群和初次使用本品的患者应慎重使用，加强临床用药监护。

④ 本品无儿童安全性、有效性研究证据，不建议儿童使用。

莲必治注射液 Lianbizhi Zhusheye

【成分】　亚硫酸氢钠穿心莲内酯；辅料：[九旭药业] 氢氧化钠；
[神威药业] 依地酸二钠、甲硫氨酸。

【性状】　本品为无色的澄明液体。

【功能主治】　清热解毒，抗菌消炎。用于细菌性痢疾、肺炎、急性扁桃体炎。

【规格】　2ml ： 0.1g ；5ml ： 0.25g ；10ml ： 0.5g。

【pH值】　4.0 ～ 6.0

【用法用量】　肌注　一次 0.1 ～ 0.2g，一日 2 次。

静滴　一日 0.4 ～ 0.75g，加于 5% 葡萄糖注射液或 0.9% 氯化钠注射液中滴注；建议成人 200 ～ 300mg 加入 250ml 溶剂中，一日 2 次给药。

【不良反应】　本品可能引起皮疹、头晕、胃肠道反应、过敏样反应等，少数患者可能出现急性肾功能损伤。

【禁忌】 ① 对本品有过敏史者、高敏体质患者禁用。

② 肾功能不全者禁用。

③ 虚寒性痢疾忌用。

【注意事项】 ① 老年人、儿童、妊娠妇女、哺乳期妇女及有肾脏疾病的患者应慎用。

② 本品不宜与氨基糖苷类药物及其他可能造成肾损害的药物合用。

③ 用药期间注意监测肾功能。如果出现肾功能损伤情况，应立即停药，并作相应处理。

④ 用药过程中建议尽量多饮水。

⑤ 静脉滴注过程中出现腰酸、腰痛等症状时应立即停药，必要时给予对症处理。

⑥ 临床上遇脱水患者，应首先补充血容量，纠正脱水，再对症治疗。

清热解毒注射液 Qingre Jiedu Zhusheye

【**警告**】 本品含苯甲醇，禁止用于儿童肌内注射。

【**成分**】 金银花、黄芩、连翘、龙胆、生石膏、知母、栀子、板蓝根、地黄、麦冬、甜地丁、玄参；辅料：苯甲醇。

【**性状**】 本品为棕色的澄明液体。

【**功能主治**】 清热解毒。用于流行性感冒，轻型脑膜炎，外感发热等症。

【**规格**】 2ml。

【**pH值**】 5.0 ~ 6.5

【**用法用量**】 肌注 一次2 ~ 4ml，一日2 ~ 4次。

【**不良反应**】 注射部位疼痛、面色苍白、发绀、呼吸急促、四肢抽搐。

【**禁忌**】 本品含有苯甲醇，禁止用于儿童肌内注射。

【**注意事项**】 ① 临床用药前应注意详细询问患者过敏史，曾有对该中药注射液中的成分过敏者，不宜使用；如出现过敏反应须停药，必要时给予抗过敏药物（如地塞米松、异丙嗪、马来酸氯苯那敏）、维生素C、葡萄糖酸钙等进行治疗。

② 本品为肌内注射，不能静脉给药。

热毒宁注射液[独] Reduning Zhusheye

【警告】 ① 本品不良反应包括过敏性休克，应在有抢救条件的医疗机构使用，使用者应接受过过敏性休克抢救培训，用药后出现过敏反应或其他严重不良反应须立即停药并及时救治。

② 本品不宜与其他药物在同一容器内混合使用。

【成分】 青蒿、金银花、栀子；辅料：聚山梨酯80。

【性状】 本品为淡黄棕色至红棕色的澄明液体。

【功能主治】 清热，疏风，解毒。用于外感风热所致感冒、咳嗽，症见高热、微恶风寒、头痛身痛、咳嗽、痰黄；上呼吸道感染、急性支气管炎见上述证候者。

【规格】 10ml。

【pH值】 4.0 ~ 6.0

【用法用量】 静滴 成人：一次20ml，一日1次，以5%葡萄糖注射液或0.9%氯化钠注射液250ml稀释后使用，滴速为每分钟30～60滴，一日1次。上呼吸道感染患者疗程为3日，急性气管－支气管炎患者疗程为5日，或遵医嘱。儿童：3～5岁，最高剂量不超过10ml，一日1次，以5%葡萄糖注射液或0.9%氯化钠注射液50～100ml稀释后静滴，滴速为每分钟30～40滴；6～10岁，一次10ml，一日1次，以5%葡萄糖注射液或0.9%氯化钠注射液100～200ml稀释后静滴，滴速为每分钟30～60滴；11～13岁，一次15ml，一日1次，以5%葡萄糖注射液或0.9%氯化钠注射液200～250ml稀释后静滴，滴速为每分钟30～60滴；14～17岁，一次20ml，一日1次，以5%葡萄糖注射液或0.9%氯化钠注射液250ml稀释后静滴，滴速为每分钟30～60滴；或遵医嘱。

【不良反应】 ① 过敏反应 皮肤潮红或苍白、皮疹、瘙痒、呼吸困难、心悸、发绀、过敏性休克等。

② 全身性反应　畏寒、寒战、发热、疼痛、苍白、四肢发冷、过敏性休克等。

③ 呼吸系统　咳嗽、呼吸急促、呼吸困难、喉头水肿等。

④ 心血管系统　心悸、胸闷、发绀、血压下降等。

⑤ 消化系统　口干、恶心、呕吐、腹痛、腹泻、肝功能异常病例报告等。

⑥ 神经精神系统　头晕、头痛、麻木、抽搐、烦躁不安、意识障碍等。

⑦ 皮肤及其附件　皮疹、潮红、多汗等，皮疹以荨麻疹、斑丘疹、红斑疹伴瘙痒为主。

⑧ 用药部位　疼痛、红肿、静脉炎等。

⑨ 其他　眼睑水肿、眶周水肿、口唇肿胀等。

【禁忌】 ① 对本品或含有青蒿、金银花、栀子制剂及成分中所列辅料过敏或有严重不良反应病史者禁用。

② 2岁以下儿童禁用。

③ 妊娠及哺乳期妇女禁用。

【注意事项】 ① 严格按照说明书规定的功能主治使用，禁止超功能主治用药。

② 严格掌握用法用量。按照药品说明书推荐剂量、调配要求、滴速、疗程使用药品。不得超剂量、超滴速、超疗程、长期连续用药。药品稀释应严格按照说明书用法用量配制，稀释液用量须为药液的4倍以上(含4倍)，不得改变稀释液的种类。配药应即配即用，不宜长时间放置。

③ 谨慎联合用药。本品与青霉素类、氨基苷类和大环内酯类等药物配伍使用时可产生混浊或沉淀。

④ 用药前应仔细询问患者用药史和过敏史，对过敏体质者、有家

族过敏史者、老年人、儿童、肝肾功能异常者等特殊人群和初次使用中药注射剂的患者应慎重使用，加强监护。既往有溶血(血胆红素轻度增高或尿胆原阳性者)现象发生者慎用。

⑤ 临床试验曾有给药后实验室检查血总胆红素（TBIL）、直接胆红素（DBIL）增高，与药物可能相关，用药后请定期检测TBIL、DBIL。

射干抗病毒注射液 Shegan Kangbingdu Zhusheye

【成分】 射干、金银花、佩兰、茵陈、柴胡、蒲公英、板蓝根、大青叶。

【性状】 本品为黄棕色或黄褐色的澄明液体。

【功能主治】 抗病毒及抗菌消炎药，也可与其他药物配合使用治疗流行性出血热早期病症。

【规格】 2ml；5ml。

【pH值】 5.0 ~ 7.0

【用法用量】 肌注 一次2 ~ 5ml，一日3次。

【不良反应】 ① 全身性反应 浑身发麻、打颤等。

② 呼吸系统 气促等。

③ 心血管系统 胸闷、心悸等。

④ 消化系统　恶心、干呕、胃部不适等。

⑤ 皮肤及其附件　瘙痒、红色斑丘疹及水疱、皮疹、多汗等。

⑥ 其他　眼球结膜、眼睑结膜充血水肿，双腿无力等。

【禁忌】　妊娠妇女禁用。

【注意事项】　用药后患者应留观20分钟，以观察其有无不良反应，备好急救药品及器械，一旦发生过敏反应及时处理。

【参考文献】

［1］伏醒，熊少姝.射干抗病毒注射液致过敏反应1例［J］.农垦医学，2006，28（2）：159-160.

［2］高继兰，陈述.射干抗病毒注射液引起皮肤过敏1例［J］.齐鲁药事，2006，25（8）：508.

［3］王喜平，曹俊丽.射干抗病毒注射液致过敏性皮疹1例［J］.新医学，2010，41（4）：277.

［4］李颖，明霞.射干抗病毒注射液致过敏反应1例［J］.中南药学，2005，3（4）：237.

双黄连注射液 Shuanghuanglian Zhusheye

【警告】 ① 本品不良反应包括过敏性休克，应在有抢救条件的医疗机构使用，使用者应接受过过敏性休克抢救培训，用药后出现过敏反应或其他严重不良反应须立即停药并及时救治。

② 对本品有过敏史者、高敏体质或对同类产品有严重过敏史者禁用。严重心肺功能不全者禁用。

③ 咳喘病、严重血管神经性水肿、静脉炎患者应避免使用。

④ 严格掌握用法用量及疗程，不得超过剂量或浓度使用。

⑤ 本品严禁与其他药品混合配伍。

⑥ 如发现药液出现颜色变深、变浅、产生沉淀或混浊、有异物禁用。

⑦ 本品在稀释过程中如出现混浊或沉淀禁用。

⑧ 如出现过敏，应立即停药。

⑨ 儿童及老年患者使用本品时应注意监护。

⑩ 本品谨慎联合用药，如确需与其他药品联合使用时，应慎重考虑间隔时间以及药物相互作用等问题。

⑪ 应严格按照本品适应证范围使用。风寒感冒者忌用；脾胃虚寒者慎用。

【成分】 金银花、黄芩、连翘。

【性状】 本品为棕红色的澄明液体。

【功能主治】 清热解毒，清宣风热。用于外感风热引起的发热、咳嗽、咽痛；适用于病毒及细菌感染的上呼吸道感染、肺炎、扁桃体炎、咽炎等。

【规格】 20ml。

【pH值】 5.0 ~ 7.0

【用法用量】 静滴 每次每千克体重1ml，一日1次，加入0.9%氯化钠注射液250 ～ 500ml中。

【不良反应】 ① 过敏反应 潮红、寒战、发热、皮疹、瘙痒、呼吸困难、憋气、心悸、血压下降、喉头水肿、血管神经性水肿、过敏性休克等。

② 全身性反应 畏寒、寒战、发热、疼痛、乏力、水肿、颤抖、苍白、多脏器功能损害、过敏性休克等。

③ 呼吸系统 呼吸急促、咳嗽、憋气、咽喉不适、喉头水肿、哮喘等。

④ 心血管系统 发绀、胸闷、心悸、心律失常、房颤、短暂心跳过速、血压升高等。

⑤ 消化系统 恶心、呕吐、腹痛、胃肠不适、肠痉挛、腹泻、黄疸、口麻木等，一般为一过性，停药或常规处理即可恢复。

⑥ 神经精神系统 头晕、头痛、麻木、抽搐、烦躁、意识模糊、

神志不清、锥体外系反应等。

⑦ 血液系统 溶血性贫血、急性再生障碍性贫血等。

⑧ 皮肤及附件 皮疹、荨麻疹、斑丘疹、红斑疹、皮肤发红、肿胀、瘙痒、皮炎、多汗等。

⑨ 用药部位 皮疹、瘙痒、疼痛、红肿、静脉炎等。

⑩ 其他 血管疼痛、血管神经性水肿、眼充血、一过性尿蛋白等。

【禁忌】 ① 对本品或黄芩、金银花、连翘制剂及成分中所列辅料过敏或有严重不良反应病史者禁用。

② 对本品有过敏史、高敏体质或对同类产品有严重过敏史者禁用。

③ 严重心肺功能不全者禁用。

④ 4周岁及以下儿童禁用。

⑤ 妊娠妇女禁用。

⑥ 咳喘病、严重血管神经性水肿、静脉炎患者应避免使用。

⑦ 风寒感冒者忌用。

【注意事项】 ① 严格按照药品说明书规定的功能主治使用，禁止超功能主治用药。

② 严格掌握用法用量及疗程，按照说明书推荐剂量使用药品。不得超剂量、过快滴注和长期连续用药。尤其是儿童，要严格按体重计算用量。

③ 静脉滴注本品应遵循先慢后快的原则。开始滴注时应为20滴/分，15 ~ 20分钟后，患者无不适，可改为40 ~ 60滴/分，儿童及年老体弱者以20 ~ 40滴/分为宜，并注意监护患者有无不良反应发生。

④ 谨慎联合用药。临床实践验证，本品禁止与氨基糖苷类(如阿米卡星、庆大霉素、卡那霉素、链霉素等)、大环内酯类(如红霉素、吉他霉素等)、喹诺酮类(如环丙沙星等)、头孢菌素类 (如头孢曲松钠等)、维生素C、利巴韦林等联合用药。

⑤ 本品的稀释溶剂最佳pH值为6 ~ 8，本品与pH值低于4.0的5%或10%葡萄糖注射液稀释时，易产生混浊或沉淀，禁止使用。建议用0.9%氯化钠注射液稀释使用。

⑥ 本品稀释溶剂不宜过少，静脉滴注每20ml药液溶剂不应少于100ml。

⑦ 本品稀释后，必须在4小时以内使用。

⑧ 首次用药应密切注意观察，一旦出现皮疹、瘙痒、颜面充血，特别是出现心悸、胸闷、呼吸困难、咳嗽等症状应立即停药，及时给予脱敏治疗。

⑨ 用药前应仔细询问患者情况、用药史和过敏史。对过敏体质者、脾胃虚寒者、肝肾功能异常者、老年人、儿童（4周岁以上）等特殊人群以及初次使用本品的患者应慎重使用，如确需使用请遵医嘱，并加强监护。对长期使用的在每疗程间要有一定的时间间隔。

⑩ 儿童及成人在肌内给药一小时后，确认无过敏反应后可改为静脉给药(同批号)。

⑪ 本品与复方葡萄糖注射液同用，使本品疗效降低；与地塞米松联合使用，治疗小儿病毒性肺炎时，影响疗效，使病程延长。

⑫ 用药期间忌服用滋补性中药，饮食宜清淡，忌食辛辣厚味。

喜炎平注射液^[独]　Xiyanping Zhusheye

【警告】　本品不良反应包括过敏性休克，应在有抢救条件的医疗机构使用，使用者应接受过过敏性休克抢救培训，用药后出现过敏反应或其他严重不良反应须立即停药并及时救治。

【成分】　穿心莲内酯总磺化物。

【性状】　本品为淡黄色至黄绿色的澄明液体。

【功能主治】　消热解毒，止咳止痢。用于支气管炎、扁桃体炎、细菌性痢疾等。

【规格】　2ml：50mg；5ml：125mg；10ml：250mg。

【pH值】　4.5～6.5

【用法用量】　肌注　<u>成人</u>：一次50～100mg，一日2～3次。<u>儿童</u>：酌减或遵医嘱。

静滴 成人：一日250 ~ 500mg，以5%葡萄糖注射液或0.9%氯化钠注射液稀释后静滴；或遵医嘱。儿童：一日按体重5 ~ 10mg/kg（0.2 ~ 0.4ml/kg），最高剂量不超过250mg，以5%葡萄糖注射液或0.9%氯化钠注射液100 ~ 250ml稀释后静滴，控制滴速每分钟30 ~ 40滴，一日1次，或遵医嘱。

【不良反应】 ① 过敏反应 潮红、皮疹、瘙痒、呼吸困难、憋气、心悸、发绀、血压下降、喉头水肿、十分罕见的过敏性休克等。

② 全身性反应 畏寒、寒战、颤抖、发热、疼痛、乏力、苍白、过敏性休克等。

③ 呼吸系统 胸痛、胸闷、憋气、呼吸急促、咳嗽、喉头水肿等。

④ 心血管系统 心悸、胸闷、胸痛，心动过速、心律失常、发绀、血压下降等。

⑤ 消化系统 恶心、呕吐、腹泻、腹痛、腹胀、口干、胃不适、

肝功能不全等。

⑥ 神经精神系统　头晕、头痛、抽搐、麻木、震颤、眩晕、耳鸣、惊厥、烦躁、嗜睡、失眠等。

⑦ 皮肤及其附件　荨麻疹、斑丘疹、红斑疹、局部红肿、多汗等。

⑧ 用药部位　皮疹、疼痛、麻木、瘙痒、静脉炎等。

⑨ 其他　水肿、血管性水肿等。

【禁忌】　① 对本品或含有穿心莲内酯总磺化物制剂过敏或有严重不良反应病史者禁用。

② 1岁以下儿童禁用。

③ 妊娠妇女禁用。

【注意事项】　① 严格按照药品说明书规定的功能主治使用，禁止超功能主治用药。

② 严格掌握用法用量，按照药品说明书推荐剂量使用药品。不得

超剂量、过快滴注和长期连续用药。

③ 用药前应仔细询问患者情况、用药史和过敏史。有家族过敏史者、过敏体质者、肝肾功能异常者、老年人、儿童、哺乳期妇女、初次使用中药注射剂的患者应慎重使用，并加强监护。

④ 1～2周岁幼儿使用本品应慎重。

血必净注射液 [独]　Xuebijing Zhusheye

【警告】 ① 本品不良反应包括过敏性休克，应在有抢救条件的医疗机构使用，临床医师应是接受过过敏性休克抢救培训，用药后出现过敏反应或其他严重不良反应须立即停药并及时救治。

② 本品严禁与其他药物在同一容器内混合使用。

【成分】 红花、赤芍、川芎、丹参、当归；辅料：葡萄糖、聚山梨酯80。

【性状】 本品为棕黄色的澄明液体。

【功能主治】 化瘀解毒。用于温热类疾病，症见发热、喘促、心悸、烦躁等瘀毒互结证；适用于因感染诱发的全身炎症反应综合征；可配合治疗多器官功能失常综合征的脏器功能受损期；也可用于新型冠状病毒肺炎重型、危重型的全身炎症反应综合征或多脏器功能衰竭。

【规格】 10ml。

【pH值】 4.5 ～ 6.0

【用法用量】 静滴 **全身炎症反应综合征**：50ml 加 0.9% 氯化钠注射液 100ml 稀释后静滴，在 30 ～ 40 分钟内滴毕，一天 2 次；病情重者，一天 3 次。**多器官功能失常综合征**：100ml 加 0.9% 氯化钠注射液 100ml 稀释后静滴，在 30 ～ 40 分钟内滴毕，一天 2 次；病情重者，一天 3 ～ 4 次。**新型冠状病毒肺炎**：100ml 加 0.9% 氯化钠注射液 250ml 稀释，一天 2 次。

【不良反应】 ① 过敏反应 皮肤潮红、皮疹、瘙痒、呼吸困难、心悸、发绀、血压升高或下降、喉头水肿、过敏性休克等。

② 全身性反应 过敏性休克、寒战、发热、面色苍白、乏力、大汗、胸痛等。

③ 呼吸系统 呼吸困难、胸闷、憋气、气促、咳嗽、喉头水肿等。

④ 心血管系统　心悸、发绀、血压升高或下降、心律失常等。

⑤ 消化系统　恶心、呕吐、腹痛、腹泻、肝功能异常等。

⑥ 泌尿系统　尿频、尿急、尿痛、血尿等。

⑦ 神经精神系统　头晕、头痛、烦躁不安、抽搐等。

⑧ 皮肤及其附件　皮肤变态反应、皮疹、瘙痒、皮肤潮红等。

⑨ 其他　面部水肿、结膜充血、流泪异常、静脉炎、腰痛、背痛、局部麻木、局部水肿、局部疼痛等。

【禁忌】　① 对本品或红花、赤芍、川芎、丹参、当归及成分中所列辅料过敏或有不良反应病史者禁用。

② 过敏体质者禁用。

③ 14岁（含）以下儿童禁用。

④ 妊娠妇女禁用。

【注意事项】　① 用药前需询问患者过敏史、家族过敏史、用药史。

② 本品须按说明书规定稀释后使用，且应现配现用。

③ 使用本品时不宜再合并用其他中药注射剂，如确需使用，应加强监护。

银黄注射液　Yinhuang Zhusheye

【警告】　本品含苯甲醇，禁止用于儿童肌内注射。

【成分】　金银花、黄芩；辅料：苯甲醇。

【性状】　本品为棕黄色至棕红色的澄明液体。

【功能主治】　清热，解毒，利咽。用于风热犯肺而致发热、咳嗽、咽痛等症；上呼吸道感染、急性扁桃体炎、咽炎见上述证候者皆可用之。

【规格】　2ml。

【pH值】　6.0 ～ 7.0

【用法用量】　肌注　一次2 ～ 4ml，一日1 ～ 2次。

【不良反应】　有致双手、双足皮肤手套袜套样过敏的报道。

【禁忌】　本品含苯甲醇，禁止用于儿童肌内注射。

【注意事项】 ① 本品清热解毒。用于外感风热、肺胃热盛所致急、慢乳蛾，急、慢喉痹，感冒。若阴虚火旺或素体脾胃虚寒者慎用。

② 服药期间忌食辛辣、厚味、油腻之品。宜食清淡易消化食品。

③ 治疗急、慢性扁桃体炎，急、慢性咽炎时，可配合使用外用药物，以增强疗效。

鱼金注射液 Yujin Zhusheye

【成分】 鱼腥草、金银花；辅料：氯化钠、聚山梨酯80。

【性状】 本品为几乎无色的澄明液体。

【功能主治】 清热解毒。用于风热犯肺、热毒内盛所致的发热咳嗽、痰黄；上呼吸道感染、支气管肺炎、病毒性肺炎见上述证候者。

【规格】 2ml；10ml。

【pH值】 5.0 ～ 7.0

【用法用量】 肌注 一次2 ～ 4ml，一日2 ～ 4次。

【不良反应】 ① 全身性反应 过敏性休克等。

② 呼吸系统 气促、呼吸困难等。

③ 心血管系统 胸闷、心前区不适等。

④ 皮肤及其附件 瘙痒、皮疹等。

⑤ 用药部位　疼痛、红肿等。

【禁忌】　对鱼腥草类药品有过敏或严重不良反应病史者禁用。

【注意事项】　① 过敏体质者慎用。

② 本品尚未有儿童、妊娠妇女使用的临床研究资料。

鱼腥草注射液 Yuxingcao Zhusheye

【警告】 **本品可能导致严重过敏反应!**

【成分】 鲜鱼腥草;辅料:氯化钠、聚山梨酯80。

【性状】 本品为微黄色或几乎无色的澄明液体。

【功能主治】 清热,解毒,利湿。用于肺脓疡、痰热咳嗽、白带、尿路感染、痈疖。

【规格】 2ml。

【pH值】 4.0 ~ 6.0

【用法用量】 肌注 一次2ml,一日4 ~ 6ml。

【不良反应】 ① 全身性反应 面色苍白、过敏性休克等。

② 呼吸系统 气急、喘鸣、憋气、呼吸困难、喉头水肿、肺水肿等。

③ 心血管系统 胸闷、心悸、发绀等。

④ 消化系统　恶心、呕吐、腹痛、腹泻等。

⑤ 血液系统　过敏性紫癜等。

⑥ 神经精神系统　烦躁、头晕、头痛、意识不清等。

⑦ 皮肤及其附件　潮红、出汗、肢冷、瘙痒、荨麻疹、斑丘疹、大疱表皮松解型药疹、剥脱性皮炎、重症多形性红斑等。

⑧ 用药部位　疼痛等。

⑨ 其他　血管神经性水肿等。

【禁忌】　① 对本品有过敏史者禁用。

② 儿童禁用。

③ 妊娠妇女禁用。

【注意事项】　① 老年人、心脏病者、过敏体质及有对其他药物过敏史者慎用。

② 用药期间，忌食辛辣、刺激、油腻食物。

肿节风注射液 Zhongjiefeng Zhusheye

【警告】 ① 本品不良反应包括过敏性休克，应在有抢救条件的医疗机构使用，用药后出现过敏反应或其他严重不良反应须立即停药并及时救治。

② 禁止静脉给药。

【成分】 肿节风；辅料：聚山梨酯80。

【性状】 本品为深棕色的澄明液体。

【功能主治】 清热解毒，消肿散结。用于热毒壅盛所致肺炎、阑尾炎、蜂窝组织炎、菌痢、脓肿；与肿节风片联合用于消化道癌、胰腺癌、肝癌等肿瘤。

【规格】 2ml（每毫升含反丁烯二酸不少于30μg）。

【pH值】 5.0 ~ 6.0

【用法用量】 肌注　抗菌消炎：一次2～4ml，一日1～2次。抗肿瘤：一次3～4ml，一日2次。

【不良反应】 ① 过敏反应　皮疹、瘙痒、呼吸困难、心悸、发绀、过敏性休克等。

② 全身性反应　寒战、发热、苍白、过敏性休克等。

③ 呼吸系统　胸闷、呼吸急促、呼吸困难等。

④ 心血管系统　发绀、心悸等。

⑤ 消化系统　恶心、呕吐等。

⑥ 神经精神系统　头晕、四肢麻木等。

⑦ 皮肤及其附件　皮疹、瘙痒、多汗、潮红等。

⑧ 用药部位　疼痛、红肿、硬结等。

【禁忌】 ① 对本品或含有肿节风制剂及成分中所列辅料过敏或有严重不良反应病史者禁用。

② 新生儿、婴幼儿禁用。

【注意事项】 ① 严格按照药品说明书规定的功能主治使用，禁止超功能主治用药。

② 严格按照药品说明书推荐的用法用量使用，不得超剂量、长期连续用药，禁止静脉用药。

③ 有药物过敏史或过敏体质者慎用。

④ 对肝肾功能异常者和初次使用中药注射剂的患者应慎重使用，加强监护。

⑤ 4岁以上儿童、老年人、妊娠及哺乳期妇女慎用。

注射用双黄连（冻干） Zhusheyong Shuanghuanglian（Donggan）

【警告】 ① 本品不良反应包括过敏性休克，应在有抢救条件的医疗机构使用，使用者应接受过过敏性休克抢救培训，用药后出现过敏反应或其他严重不良反应须立即停药并及时救治。

② 对高敏体质或对同类产品有严重过敏史者禁用。

③ 不得超过剂量或浓度使用。

④ 本品不应与其他药品混用。

⑤ 本品与氨基糖苷类（庆大霉素、卡那霉素、链霉素）及大环内酯类（红霉素、吉他霉素）等配伍时易产生混浊或沉淀，请勿配伍使用。

⑥ 本品在溶解过程中如出现混浊或沉淀禁用。

⑦ 如出现皮疹，应立即停药。

【成分】 连翘、金银花、黄芩。

【**性状**】 本品为黄棕色的无定形粉末或疏松固体状物；有引湿性。

【**功能主治**】 清热解毒，疏风解表。用于外感风热所致的发热、咳嗽、咽痛；上呼吸道感染、轻型肺炎、扁桃体炎见上述证候者。

【**规格**】 600mg；900mg；1200mg。

【**pH值**】 5.7～6.7

【**用法用量**】 静滴 每次每千克体重60mg，一日1次，或遵医嘱。临用前，先以适量灭菌注射用水充分溶解，再用0.9%氯化钠注射液或5%葡萄糖注射液500ml稀释。

【**不良反应**】 ① 过敏反应 潮红、寒战、发热、皮疹、瘙痒、呼吸困难、憋气、心悸、血压下降、喉头水肿、过敏性休克等。

② 全身性反应 畏寒、寒战、发热、疼痛、乏力、颤抖、苍白、过敏性休克等。

③ 呼吸系统 呼吸急促、咳嗽、憋气、咽喉不适、喉头水肿等。

④ 心血管系统　发绀、胸闷、心悸、心律失常、血压升高等。

⑤ 消化系统　恶心、呕吐、腹痛、腹泻、口麻木等。

⑥ 神经精神系统　头晕、头痛、麻木、抽搐、烦躁、意识模糊等。

⑦ 皮肤及其附件　皮疹、荨麻疹、斑丘疹、红斑疹、皮肤发红、肿胀、瘙痒、皮炎、多汗等。

⑧ 用药部位　皮疹、瘙痒、疼痛、红肿、静脉炎等。

⑨ 其他　眼充血、水肿等。

【禁忌】　① 对本品或黄芩、金银花、连翘制剂及成分中所列辅料过敏或有严重不良反应病史者禁用。

② 对本品有过敏史、高敏体质或对同类产品有严重过敏史者禁用。

③ 严重心肺功能不全者禁用。

④ 咳喘病、严重血管神经性水肿、静脉炎患者应避免使用。

⑤ 4周岁及以下儿童禁用。

⑥ 妊娠妇女禁用。

⑦ 风寒感冒者忌用。

【注意事项】 ① 严格按照药品说明书规定的功能主治使用，禁止超功能主治用药。

② 严格掌握用法用量及疗程，按照说明书推荐剂量使用药品。不得超剂量或浓度（建议静脉滴注时药液浓度不应超过 1.2%）、过快滴注和长期连续用药。尤其是儿童，要严格按体重计算用量。

③ 谨慎联合用药。临床实践验证，本品禁止与氨基糖苷类(如阿米卡星、庆大霉素、卡那霉素、链霉素等)、大环内酯类(如红霉素、吉他霉素等)、喹诺酮类(如环丙沙星等)、头孢菌素类（如头孢曲松钠等）、维生素C、利巴韦林等联合用药。

④ 静脉滴注本品应遵循先慢后快的原则。开始滴注时应为20滴/分，15～20分钟后，患者无不适，可改为40～60滴/分，儿童及年

老体弱者以20 ～ 40滴／分为宜，并注意监护患者有无不良反应发生。

⑤ 首次用药应密切注意观察，一旦出现皮疹、瘙痒、颜面充血，特别是出现心悸、胸闷、呼吸困难、咳嗽等症状应立即停药，及时给予脱敏治疗。

⑥ 用药前应仔细询问患者情况、用药史和过敏史。对过敏体质者、脾胃虚寒者、肝肾功能异常者、老年人、儿童（4周岁以上）等特殊人群以及初次使用本品的患者应慎重使用，如确需使用请遵医嘱，并加强监护。对长期使用的在每疗程间要有一定的时间间隔。

⑦ 本品与复方葡萄糖注射液同用，使本品疗效降低；与地塞米松联合使用，治疗小儿病毒性肺炎时，影响疗效，使病程延长。

⑧ 用药期间忌服用滋补性中药，饮食宜清淡，忌食辛辣厚味。

02 ▶ 解表类

柴胡注射液 Chaihu Zhusheye

【警告】 本品不良反应包括过敏性休克，应在有抢救条件的医疗机构使用，使用者应接受过过敏性休克抢救培训，用药后出现过敏反应或其他严重不良反应须立即停药并及时救治。

【成分】 北柴胡；辅料：氯化钠、聚山梨酯80。

【性状】 本品为无色至微黄色或呈微乳白色的澄明液体；气芳香。

【功能主治】 清热解表。用于治疗感冒、流行性感冒及疟疾等的发热。

【规格】 2ml。

【pH值】 4.0 ~ 7.0

【用法用量】 肌注 一次2 ~ 4ml，一日1 ~ 2次。

【不良反应】 ① 过敏反应 皮肤潮红或苍白、皮疹、瘙痒、呼吸困难、心悸、血压下降、过敏性休克、过敏样反应等。

② 全身性反应 畏寒、寒战、发热、疼痛、乏力等。

③ 呼吸系统 憋气、呼吸急促、呼吸困难等。

④ 心血管系统 心悸、胸闷、发绀、血压下降等。

⑤ 消化系统 口干、恶心、呕吐、腹痛、腹泻等。

⑥ 神经精神系统 头晕、头痛、麻木、眩晕、晕厥、抽搐、意识模糊等。

⑦ 皮肤及其附件 潮红、瘙痒，可表现多种皮疹，以荨麻疹、皮炎伴瘙痒为主。

⑧ 用药部位 疼痛、局部红肿硬结等。

【禁忌】 ① 对本品或含有柴胡制剂及成分中所列辅料过敏或有严

重不良反应病史者禁用。

② 儿童禁用。

【注意事项】 ① 严格按照药品说明书规定的功能主治使用，禁止超功能主治用药。

② 严格按照药品说明书推荐的用法用量使用，尤其注意不得超剂量、长期连续用药。

③ 本品为退热解表药，无发热者不宜。

④ 用药前应仔细询问患者情况、用药史和过敏史。对有药物过敏史者、家族过敏史者、过敏体质者、肝肾功能异常者、老年人、妊娠妇女等特殊人群和初次使用中药注射剂的患者应慎重使用，加强监护。

03 ▶ 清热利湿类

苦黄注射液 [独]　Kuhuang Zhusheye

【警告】　本品不良反应包括过敏性休克，应在有抢救条件的医疗机构使用，使用者应接受过过敏性休克抢救培训，用药后出现过敏反应或其他严重不良反应须立即停药并及时救治。

【成分】　主要成分：苦参、大黄、大青叶、茵陈、春柴胡；辅料：聚山梨酯80、氢氧化钠。

【性状】　本品为橙红色至棕红色的澄明液体。

【功能主治】　清热利湿，疏肝退黄。主治湿热黄疸；也可用于黄疸型病毒性肝炎。

【规格】　10ml。

【pH值】　6.0 ～ 8.0

【用法用量】　静滴　一次 10 ～ 60ml，一日1次，用5%或10%葡萄糖注射液稀释，每500ml葡萄糖注射液最多可稀释本品60ml，15天为一疗程，或遵医嘱。

【不良反应】　① 过敏反应　皮疹、瘙痒、荨麻疹、喉头水肿、呼吸困难、血压下降、过敏性休克等。

② 全身性反应　畏寒、寒战、发热、乏力、疼痛、过敏性休克等。

③ 呼吸系统　呼吸急促、喉头水肿等。

④ 心血管系统　心悸、胸闷、血压下降等。

⑤ 胃肠道系统　口干、恶心、呕吐、腹痛、腹泻、腹胀、胃肠胀气等。

⑥ 神经精神系统　头晕、头痛、抽搐等。

⑦ 皮肤及其附件　潮红、皮疹、瘙痒、荨麻疹、多汗等。

⑧ 用药部位　疼痛、不适、麻木、静脉炎等。

【禁忌】　① 对本品或含有苦参、大黄、大青叶、茵陈、春柴胡制剂及成分中所列辅料过敏或有严重不良反应病史者禁用。

② 过敏体质者禁用。

③ 严重心功能不全、肾功能不全者禁用。

④ 婴幼儿禁用。

⑤ 妊娠妇女禁用。

【注意事项】　① 严格按照药品说明书规定的功能主治使用，禁止超功能主治用药。

② 严格掌握用法用量，不得超剂量、超疗程、过快滴注。建议使用剂量逐日增加，第一天10ml、第二天20ml、第三天30 ~ 60ml。

③ 滴速不宜过快（30滴/分），每500ml稀释液应在3 ~ 4小时缓慢滴入。

④ 用药前应仔细询问患者情况、用药史和过敏史。老年人、儿童、哺乳期妇女、肝肾功能异常者、初次使用中药注射剂的患者应谨慎使用。如确需使用请遵医嘱，并加强监护。

舒肝宁注射液[独] Shuganning Zhusheye

【警告】 本品不良反应包括过敏性休克，应在有抢救条件的医疗机构使用，使用者应接受过过敏性休克抢救培训，用药后出现过敏反应或其他严重不良反应须立即停药并及时救治。

【成分】 茵陈提取物、栀子提取物、黄芩苷、板蓝根提取物、灵芝提取物。

【性状】 本品为棕红色的澄明液体。

【功能主治】 清热解毒，利湿退黄，益气扶正，保肝护肝。用于湿热黄疸，症见面目俱黄、胸肋胀满、恶心呕吐、小便黄赤、乏力、纳差、便溏；急、慢性病毒性肝炎见前述症状者。

【规格】 2ml；10ml；20ml。

【pH值】 6.5 ~ 8.0

【用法用量】 **肌注** 一次2～4ml，一日1次。

静滴 一次10～20ml，一日1次，用10%葡萄糖注射液250～500ml稀释后静滴，症状缓解后可改为肌注。

【不良反应】 ① 过敏反应 皮肤潮红、皮疹、瘙痒、呼吸困难、憋气、心悸、发绀、血压下降、过敏性休克等。

② 全身性反应 畏寒、寒战、发热、疼痛、乏力、过敏性休克等。

③ 呼吸系统 咳嗽、呼吸急促、气喘、哮喘等。

④ 心血管系统 心悸、胸闷、血压升高、心律失常等。

⑤ 消化系统 恶心、呕吐、腹痛、腹泻等。

⑥ 神经精神系统 头晕、头疼、麻木、抽搐等。

⑦ 皮肤及其附件 斑丘疹、荨麻疹、红斑疹、多汗等。

⑧ 用药部位 疼痛、瘙痒、静脉炎等。

【禁忌】 ① 对本品或含有茵陈、栀子、黄芩、板蓝根、灵芝的制剂及成分过敏或有严重不良反应病史者禁用。

② 婴幼儿禁用。

【注意事项】 ① 严格按照药品说明书规定的功能主治使用，禁止超功能主治使用。

② 严格掌握用法用量。按照药品说明书推荐剂量使用药品。不得超剂量、过快滴注和长期连续用药。

③ 静脉滴注时，应严格控制滴速，不宜过快。首次用药，宜选用小剂量，缓慢滴注。儿童以10～20滴/分，成年以40～60滴/分为宜。

④ 禁止使用静脉推注的方法给药。

⑤ 本品与稀释液配制后，应坚持即配即用，不宜长时间放置。

⑥ 用药前应仔细询问患者情况、用药史和过敏史。有家族过敏史者、过敏体质者、老年人、儿童、妊娠妇女、体弱者、危重患者、初次使用中药注射剂的患者应慎重使用。如确需使用应加强监护。

茵栀黄注射液 Yinzhihuang Zhusheye

【警告】 本品不良反应包括过敏性休克，应在有抢救条件的医疗机构使用，使用者应接受过过敏性休克抢救培训，用药后出现过敏反应或其他严重不良反应须立即停药并及时救治。

【成分】 茵陈提取物、栀子提取物、黄芩苷、金银花提取物（以绿原酸计）；辅料：无水葡萄糖、葡甲胺、甘油。

【性状】 本品为橙红色的澄明液体。

【功能主治】 清热，解毒，利湿，退黄。用于肝胆湿热、面目悉黄、胸胁胀痛、恶心呕吐、小便黄赤；急性、迁延性、慢性肝炎，属上述证候者。

【规格】 2ml；10ml；20ml。

【pH值】 6.5 ～ 8.0

【用法用量】 **静滴** 一次10～20ml，用10%葡萄糖注射液250～500ml稀释后滴注；症状缓解后可改用肌注，一日2～4ml。

【不良反应】 ① 过敏反应 潮红、皮疹、瘙痒、过敏性皮炎、血管神经性水肿、呼吸困难、心悸、血压下降、喉头水肿、过敏性休克等。

② 全身性反应 畏寒、寒战、发热、高热、疼痛、不适、乏力、面色苍白、过敏性休克等。

③ 呼吸系统 咳嗽、呼吸急促、呼吸困难、喉头水肿等。

④ 心血管系统 发绀、心悸、胸闷、血压下降等。

⑤ 消化系统 恶心、呕吐、腹泻、腹痛、胃肠胀气、胃不适、有胃肠道出血、黄疸一过性加重等个案报告。

⑥ 神经精神系统 头晕、头痛、抽搐等。

⑦ 皮肤及其附件 潮红、皮疹、瘙痒、过敏性皮炎、多汗、有中毒性表皮坏死松解症个案报告。

⑧ 用药部位 皮疹、瘙痒、静脉炎、局部麻木等。

⑨ 其他 水肿、有溶血反应、肾功能不全个案报告。

【禁忌】 ① 对本品或含有茵陈、栀子、黄芩、金银花制剂及成分中所列辅料过敏或有严重不良反应病史者禁用。

② 新生儿、婴幼儿禁用。

③ 妊娠妇女禁用。

【注意事项】 ① 辨证施药，严格掌握功能主治，禁止超功能主治用药。

② 严格掌握用法用量，按照药品说明书推荐剂量和溶剂使用药品。不得超剂量、过快滴注和长期连续用药。

③ 本品与葡萄糖酸钙注射液、红霉素、四环素、二甲弗林注射液、钙剂、酸性药物存在配伍禁忌，尤其不能与青霉素类高敏类药物合并使用。本品不能与氨基糖苷类、头孢菌素类、复方氨基比林联合应用，

与其他抗生素类药物、维生素K₁、法莫西丁、还原型谷胱甘肽联合应用时也应谨慎使用。

④ 黄疸属寒湿阴黄者及虚黄引起的面目萎黄者不宜使用。

⑤ 老年人、哺乳期妇女、过敏体质者、冠心病患者等特殊人群和初次使用中药注射剂的患者应慎重使用，如确需使用，应加强监护。

⑥ 目前尚无儿童应用本品的系统研究资料，不建议儿童使用。

⑦ 静脉滴注时，必须稀释以后使用。首次用药，宜选用小剂量，慢速滴注。

04 ▶ 温里类

参附注射液 [独]　Shenfu Zhusheye

【警告】 ① 本品含附片（黑顺片），应严格遵守医嘱使用。

② 本品不良反应包括过敏性休克，应在有抢救条件的医疗机构使用，使用者应接受过过敏性休克抢救培训，用药后出现过敏反应或其他严重不良反应须立即停药并及时救治。

【成分】 红参、附片（黑顺片）；辅料：聚山梨酯80、盐酸、氢氧化钠。

【性状】 本品为淡黄色或淡黄棕色的澄明液体。

【功能主治】 回阳救逆，益气固脱。主要用于阳气暴脱的厥脱症（感染性、失血性、失液性休克等）；也可用于阳虚（气虚）所致的惊悸、怔忡、喘咳、胃疼、泄泻、痹症等。

【规格】 2ml；10ml；50ml；100ml。

【pH值】 4.5～7.0

【用法用量】 肌注 一次2～4ml，一日1～2次。

静滴 一次20～100ml，用5%或10%葡萄糖注射液250～500ml稀释后使用。

静注 一次5～20ml，用5%或10%葡萄糖注射液20ml稀释后使用，或遵医嘱。

【不良反应】 ① 过敏反应 可表现为瘙痒、皮疹、过敏性皮炎、面色苍白、憋气、潮红、呼吸困难、喉头水肿、心悸、血压下降等，严重者可发生过敏性休克。

② 全身性反应 畏寒、寒战、发（高）热、乏力、过敏性休克等。

③ 呼吸系统 咳嗽、气短、呼吸急促、憋气、呼吸困难、喉头水

肿等。

④ 心血管系统 发绀、心悸、胸闷、心动过速、心律失常、血压波动等。

⑤ 消化系统 恶心、呕吐、腹胀、腹痛、腹泻、呃逆、口干、胃不适、肝功能异常等。

⑥ 神经精神系统 烦躁、头晕、头痛、失眠、震颤、抽搐、口唇及肢体麻木等。

⑦ 皮肤及其附件 瘙痒、皮疹、过敏性皮炎、面色苍白、潮红、多汗等。

⑧ 用药部位 红肿疼痛、静脉炎等。

⑨ 其他 鼻衄、视觉异常、浮肿、腰背痛、尿潴留等。

【禁忌】 ① 对本品或含有红参、附片制剂及成分中所列辅料过敏或严重不良反应病史者禁用。

② 新生儿、婴幼儿禁用。

【注意事项】 ① 临床应严格按照中医理论辩证用药。本品主要适用于气虚、阳虚诸证，临床表现主要有：疲乏无力，少气懒言，语言低微，自汗怕冷，舌质淡、胖嫩，脉虚无力等，不能用于实热证、阴虚证。本品益气回阳，也可用于心力衰竭、冠心病、围手术期及肿瘤等属于阳虚、气虚之证者。

② 严格按照药品说明书规定的功能主治使用，禁止超功能主治用药。

③ 严格掌握用法用量，按照药品说明书推荐剂量使用药品。不得超剂量、过快滴注和长期连续用药。临床应用时，滴速不宜过快，初次使用中药注射剂者、儿童及年老体弱者以20～40滴/分为宜，成人以40～60滴/分为宜，以防止不良反应的发生。一般连续使用不宜超过20天。

④ 用药前应仔细询问患者情况、用药史和过敏史。有药物过敏史或过敏体质、年老体弱者、儿童、妊娠及哺乳期妇女、心肺严重疾患者、肝肾功能异常者、初次使用中药注射剂的患者应慎重使用，如确需使用，请遵医嘱，并加强临床监护。

⑤ 糖尿病患者使用本品，应用0.9%氯化钠注射液稀释后使用。不建议使用说明书外的其他溶媒稀释。

⑥ 动物实验证明：本品具有改善血流动力学、改善代谢和微循环障碍的作用；能够改善心脏功能、改善心律失常；减轻缺血再灌注损伤，改善能量代谢，抑制细胞凋亡；调节免疫功能失衡等作用。如治疗期间，心绞痛持续发作，宜加服硝酸酯类药物或遵医嘱。

⑦ 配制后须在4小时内使用。

⑧ 本品含有皂苷，摇动时产生泡沫是正常现象，不影响疗效。

05 ▶ 祛痰平喘类

喘可治注射液　Chuankezhi Zhusheye

【成分】　淫羊藿、巴戟天；辅料：氯化钠。

【性状】　本品为淡黄色的澄明溶液。

【功能主治】　温阳补肾，平喘止咳，有抗过敏、增强体液免疫与细胞免疫的功能。主治哮证属肾虚挟痰证，症见喘促日久、反复发作、面色苍白、腰酸肢软、畏寒、汗多；发时喘促气短、动则加重、喉有痰鸣、咳嗽、痰白清稀不畅；以及支气管炎哮喘急性发作期间见上述证候者。

【规格】　2ml。

【pH值】　3.0 ～ 4.5

【用法用量】　肌注　成人：一次4ml，一日2次。儿童：7岁以上，一次2ml，一日2次；7岁以下，一次1ml，一日2次。

【不良反应】 ① 全身性反应　疼痛等。

② 心血管系统　心悸等。

③ 消化系统　恶心、呕吐、腹痛、腹泻等。

④ 皮肤及其附件　皮疹、瘙痒等。

⑤ 其他　疼痛、红肿等。

【禁忌】 对本品或含有淫羊藿、巴戟天制剂及成分中所列辅料过敏或有严重不良反应病史者禁用。

【注意事项】 ① 用药前应仔细询问患者情况、用药史和过敏史。老年人、儿童、妊娠妇女、阴虚火旺者、初次使用中药注射剂的患者应慎重使用，如确需使用请遵医嘱，并加强监护。

② 加强用药监护。

【特别说明】 目前喘可治注射液在临床使用中有采用雾化吸入给

药的情况，且不同患者使用喘可治注射液的剂量相差较大，每天使用剂量2～16ml。

喘可治注射液雾化吸入给药方法为超说明书用药行为。

文献研究表明，喘可治注射液雾化吸入给药治疗呼吸系统疾病的疗效不确切，尚缺乏足够的临床研究证据，故喘可治注射液不可用于雾化吸入治疗。

【参考文献】

[1] 蔡宏文，徐慧敏.喘可治注射液雾化吸入给药合理性的循证分析 [J].中国中医药科技，2011，18（1）：82-84.

[2] 杜斌.喘可治不同给药途径治疗慢性支气管炎的疗效比较 [J].中国药物滥用防治杂志，2013，19（2）：120-121.

痰热清注射液[独] Tanreqing Zhusheye

【警告】　本品不良反应包括极其罕见过敏性休克，应在有抢救条件的医疗机构使用。用药后出现过敏反应或其他严重不良反应须立即停药并及时救治。

【成分】　黄芩、熊胆粉、山羊角、金银花、连翘；辅料：丙二醇。

【性状】　本品为棕红色澄明液体。

【功能主治】　清热，化痰，解毒。用于风温肺热病痰热阻肺证，症见发热、咳嗽、咯痰不爽、咽喉肿痛、口渴、舌红、苔黄；肺炎早期、急性支气管炎、慢性支气管炎急性发作；以及上呼吸道感染属上述证候者。

【规格】　10ml。

【pH值】　7.0 ~ 8.0

【用法用量】　静滴　成人：一般一次20ml，重症患者一次可用40ml，一日 1 次，加入5 %葡萄糖注射液或0.9 %氯化钠注射液250 ～ 500ml，控制滴速每分钟不超过60滴，一日1次。儿童：按体重0.3 ～ 0.5ml/kg，最高剂量不超过20ml，一日 1 次，加入5 %葡萄糖注射液或0.9 %氯化钠注射液100 ～ 200ml，控制滴速每分钟30 ～ 60滴，一日1次，或遵医嘱。

【不良反应】　① 全身性反应　过敏样反应、过敏性休克、发热、寒战等。

② 呼吸系统　呼吸困难等。

③ 心血管系统　胸闷、心悸等。

④ 消化系统　口干、恶心、呕吐、腹泻等。

⑤ 神经精神系统　头晕等。

⑥ 皮肤及其附件　潮红、皮疹、瘙痒等。

⑦ 用药部位　输液部位不适等。

⑧ 其他　眶周颜面水肿等。

【禁忌】　① 对本品、醇类或含有黄芩、熊胆粉、山羊角、金银花、连翘制剂过敏者禁用。

② 过敏体质者或严重不良反应病史者禁用。

③ 肝、肾功能衰竭者禁用。

④ 严重肺心病伴有心衰者禁用。

⑤ 2岁以下婴幼儿禁用。

⑥ 妊娠妇女禁用。

⑦ 有表寒证者忌用。

【注意事项】　① 严格按照药品说明书规定的功能主治使用，禁止超功能主治用药。本品用于风温肺热病属痰热阻肺证及风热感冒等，对寒痰阻肺和风寒感冒属不对症治疗范畴，故而在临床使用过程中要注意寒热辨证合理应用。

②严格掌握用法用量。按照药品说明书推荐剂量、调配要求、滴速使用药品。不得过快滴注和长期连续用药。

③稀释溶剂的温度要适宜，确保在输液时药液为室温，一般在20 ~ 30℃为宜。

④药液稀释倍数不低于1 ： 10（药液：溶剂），稀释后药液必须在4小时内使用。

⑤该药在输液过程中，液体应经过过滤器，若发现有气泡，应减慢滴速。严格控制滴速，儿童以30 ~ 40滴/分为宜，成人以30 ~ 60滴/分为宜，滴速过快或有渗漏可引起头晕、胸闷或局部疼痛。

⑥用药前应仔细询问患者情况、用药史和过敏史。老年人、哺乳期妇女、初次使用中药注射剂的患者应慎重使用，并加强监护。

止喘灵注射液 [独] Zhichuanling Zhusheye

【**警告**】　**本品含有洋金花。**

【**成分**】　麻黄、洋金花、苦杏仁、连翘；辅料：聚山梨酯80。

【**性状**】　本品为浅黄色的澄明液体。

【**功能主治**】　宣肺平喘，祛痰止咳。用于痰浊阻肺、肺失宣降所致的哮喘、咳嗽、胸闷、痰多；支气管哮喘、喘息性支气管炎见上述证候者。

【**规格**】　2ml。

【**pH值**】　4.5 ～ 6.5

【**用法用量**】　肌注　一次2ml，一日2 ～ 3次；七岁以下儿童酌减。1 ～ 2周为一疗程，或遵医嘱。

【**不良反应**】　少数患者出现一过性面红、皮肤潮红、心率增快、口干、轻度嗜睡，视物一过性模糊，短时间内可自行消失。

【禁忌】 青光眼患者禁用。

【注意事项】 ① 本品含有洋金花，主要含有东莨菪碱等成分。

② 严重高血压、冠心病、前列腺肥大、尿潴留患者应在医师指导下使用。

③ 妊娠妇女慎用。

④ 运动员慎用。

06 ▶ 开窍类

清开灵注射液 Qingkailing Zhusheye

【警告】 ① 本品不良反应包括过敏性休克，应在有抢救条件的医疗机构使用，使用者应接受过过敏性休克抢救培训，用药后出现过敏反应或其他严重不良反应须立即停药并及时救治。

② 对本品过敏、过敏体质患者和有家族过敏史者禁用。

③ 有低钾血症包括与低钾血相关的周期性麻痹史者禁用，心衰使用洋地黄治疗的患者慎用。

④ 新生儿、婴幼儿禁用。

⑤ 妊娠妇女禁用。

【成分】 胆酸、珍珠母（粉）、猪去氧胆酸、栀子、水牛角（粉）、板蓝根、黄芩苷、金银花；辅料：依地酸二钠、硫代硫酸钠、甘油。

【性状】 本品为棕黄色或棕红色的澄明液体。

【功能主治】 清热解毒，化痰通络，醒神开窍。用于热病、神昏、中风偏瘫，神志不清；急性肝炎、上呼吸道感染、肺炎、脑血栓形成、脑出血见上述证候者。

【规格】 2ml；5ml；10ml。

【pH值】 6.8 ~ 7.5

【用法用量】 肌注 一日2 ~ 4ml。

静滴 用于重症患者，一日20 ~ 40ml，用10%葡萄糖注射液200ml或0.9%氯化钠注射液100ml稀释后使用。

【不良反应】 ① 过敏反应 皮肤潮红或苍白、皮疹、瘙痒、呼吸困难、心悸、血压下降、喉头水肿、过敏性休克等。

② 全身性反应 畏寒、寒战、发热、高热、疼痛、乏力、水肿、

颤抖、过敏性休克等。

　③ 呼吸系统　鼻塞、喷嚏、流涕、咽喉不适、咳嗽、喘憋、呼吸急促、呼吸困难、喉头水肿等。

　④ 心血管系统　心悸、胸闷、胸痛、发绀、血压下降或升高、心脏停搏、心律失常等。

　⑤ 消化系统　恶心、呕吐、腹胀、腹痛、腹泻等。

　⑥ 神经精神系统　眩晕、头痛、烦躁、抽搐、惊厥、晕厥、震颤、意识模糊、昏迷、口舌或（及）肢体麻木、嗜睡、失眠等。

　⑦ 皮肤及其附件　发红、瘙痒、皮疹、斑丘疹、红斑疹、荨麻疹、疱疹、多汗等。

　⑧ 用药部位　疼痛、红肿、皮疹、瘙痒、静脉炎等。

　⑨ 其他　面部不适、耳鸣、流泪异常、视觉异常、眼充血、黏膜充血、局部肿胀、肌痛、肢体疼痛、低血钾症、血尿、紫癜、溶血、

尿失禁、肾功能异常等。

【禁忌】 ① 对本品或胆酸、珍珠母（粉）、猪去氧胆酸、栀子、水牛角（粉）、板蓝根、黄芩苷、金银花制剂及成分中所列辅料过敏或有严重不良反应病史者禁用。

② 过敏体质者、有家族过敏史者禁用。

③ 有低钾血症包括与低钾血相关的周期性麻痹病史者禁用。

④ 新生儿、婴幼儿禁用。

⑤ 妊娠妇女禁用。

【注意事项】 ① 严格按照药品说明书规定的功能主治使用，禁止超功能主治用药。

② 严格按照药品说明书推荐用法用量使用，尤其注意不得超剂量、超浓度、过快滴注和长期连续用药。

③ 到目前为止，已确认清开灵注射液不能与硫酸庆大霉素、青霉

素、肾上腺素、间羟胺、乳糖酸红霉素、多巴胺、硫酸镁注射液、洛贝林、硫酸美芬丁胺等药物配伍使用。根据现有临床使用文献资料，清开灵注射液与青霉素类、林可霉素类、氨基糖苷类、喹诺酮类、头孢菌素类、维生素类、盐酸氯丙嗪、葡萄糖酸钙、垂体后叶素、氨甲苯酸、氨茶碱、肌苷、1,6二磷酸果糖、胸腺肽、盐酸精氨酸、氨溴索、去甲肾上腺素、异丙肾上腺素、盐酸川芎嗪、川芎嗪注射液等存在配伍禁忌。本品不能与能量合剂、高糖维持液和复方乳酸钠葡萄糖注射液、复方电解质MG3注射液、酸性药物配伍使用。

④ 本品稀释前温度应达到室温，并应现配现用，稀释后，必须在4小时以内用完。

⑤ 除按【用法用量】中说明使用以外，还可用5%葡萄糖注射液按每10ml药液加入100ml溶液稀释后使用。

⑥ 临床用药时，建议根据患者年龄、病情、体征等从低剂量开始，

缓慢滴入，1个疗程不宜大于2周，坚持中病即止；防止长期用药。对长期使用的在每疗程间应有一定的时间间隔。

⑦ 严格控制滴速和用药剂量。儿童以20 ~ 40滴 / 分为宜，成人以40 ~ 60滴 / 分为宜。滴注开始30分钟以内，应按下限控制滴速。儿童用药应严格按体重计算。

⑧ 儿童、老年人应按年龄或体质情况酌情减量。

⑨ 禁止使用静注的方法给药。

⑩ 用药前应仔细询问患者用药史和过敏史。对使用该药品曾发生过不良反应的患者、过敏体质的患者（包括对其他药品易产生过敏反应的患者）禁用。使用洋地黄治疗者、严重心脏疾患者、肝肾功能异常者、老年人、儿童、哺乳期妇女等特殊人群以及初次使用中药注射剂的患者应慎重使用并加强监护。

⑪ 本品属寒凉药，故脾胃虚弱者、有表证恶寒发热者、虚寒体质

者慎用。

⑫ 避免空腹用药。用药时不宜对患者强调可能发生的不适，以免诱发心理反应。

醒脑静注射液 Xingnaojing Zhusheye

【警告】 本品不良反应包括过敏性休克，应在有抢救条件的医疗机构使用，使用者应是具备治疗过敏性休克等严重过敏反应资质或接受过过敏性休克抢救培训的医师，用药后出现过敏反应或严重不良反应立即停药并及时救治。

【成分】 人工麝香、栀子、郁金、冰片；辅料：聚山梨酯80、氯化钠。

【性状】 本品为无色的澄明液体。

【功能主治】 清热解毒，凉血活血，开窍醒脑。用于气血逆乱、脑脉瘀阻所致中风昏迷、偏瘫口喝；外伤头痛、神志昏迷；酒毒攻心、头痛呕恶、昏迷抽搐；脑栓塞、脑出血急性期、颅脑外伤、急性酒精中毒见上述证候者。

【规格】　10ml。

【pH值】　5.0 ～ 7.0

【用法用量】　肌注　一次2 ～ 4ml，一日1 ～ 2次。

静滴　一次10 ～ 20ml，用5%或10%葡萄糖注射液或者0.9%氯化钠注射液250 ～ 500ml稀释后滴注，或遵医嘱。

【不良反应】　① 过敏反应　潮红、皮疹、瘙痒、呼吸困难、憋气、心悸、发绀、血压下降、过敏性休克等。

② 全身性反应　畏寒、寒战、发热、乏力、疼痛、过敏性休克等。

③ 呼吸系统　咳嗽、憋气、呼吸急促、呼吸困难等。

④ 心血管系统　发绀、心悸、胸闷、血压升高、血压下降等。

⑤ 消化系统　恶心、呕吐、腹痛、腹泻等。

⑥ 神经精神系统　头晕、头痛、抽搐、昏迷、肢体麻木、烦躁等。

⑦ 皮肤及其附件　风团样皮疹、丘疹、红斑、多汗、面色苍白等。

⑧ 用药部位　疼痛、红肿、麻木、静脉炎等。

【禁忌】 ① 对本品或含有人工麝香（或麝香）、栀子、郁金、冰片制剂及成分中所列辅料过敏或有严重不良反应病史者禁用。

② 本品含芳香走窜药物，妊娠妇女禁用。

【注意事项】 ① 严格按照药品说明书规定的功能主治使用，禁止超功能主治用药。

② 严格掌握用法用量。按照药品说明书推荐剂量使用药品。不得超剂量、过快滴注或长期连续用药。

③ 本品为芳香性药物，开启后应立即使用，防止挥发。

④ 用药前应仔细询问患者情况，用药史和过敏史。过敏体质者、运动员、肝肾功能异常者、老年人、哺乳期妇女、初次使用中药注射剂的患者应慎重使用，如确需使用请遵医嘱，并加强监护。

⑤ 目前尚无儿童应用本品的系统研究资料，不建议儿童使用。

⑥ 监测数据显示，有与本品相关的肝功能不全病例报告，建议在临床使用过程中注意监测。

07 ▶ 扶正类

刺五加注射液 Ciwujia Zhusheye

【警告】 ① 本品不良反应包括过敏性休克，应在有抢救条件的医疗机构使用，使用者应接受过过敏性休克抢救培训，用药后出现过敏反应或其他严重不良反应须立即停药并及时救治。

② 对本品有过敏史的患者禁用。高敏体质或对同类产品有严重过敏史者禁用。对老年人、肝肾功能异常者谨慎使用。

③ 不得超过剂量或浓度使用。

④ 本品严禁与其他药品混合配伍。

⑤ 如发现某支药液颜色变深、变浅、有异物、产生沉淀或混浊、漏气、玻璃瓶有细微裂纹禁用。

⑥ 本品在稀释过程中如出现混浊或沉淀，禁止使用。

⑦ 本品谨慎联合用药，如确需与其他药物联合使用时应更换输液器或使用适当溶剂冲洗输液器至无上组药物残留，并应参考其他药物的半衰期谨慎考虑联合用药的间隔时间以及药物相互作用等问题。

⑧ 应严格按照本产品的适用范围使用。

【成分】 刺五加；辅料：氯化钠。

【性状】 本品为橙黄色或棕黄色的澄明液体。

【功能主治】 平补肝肾，益精壮骨。用于肝肾不足所致的短暂性脑缺血发作、脑动脉硬化、脑血栓形成、脑栓塞等；亦用于冠心病、心绞痛合并神经衰弱和更年期综合征等。

【规格】 20ml（含总黄酮100mg）；100ml（含总黄酮300mg）；250ml（含总黄酮500mg）。

【pH值】 4.5 ~ 6.0

【**用法用量**】 静滴 一次 300 ～ 500mg（以总黄酮量计），一日 1 ～ 2次，20ml 规格的注射液可按每次每千克体重 7mg，加入 0.9% 氯化钠注射液或者 5% 或 10% 葡萄糖注射液 100 ～ 250ml 中。

【**不良反应**】 ① 过敏反应 皮肤潮红、皮疹、瘙痒、心悸等；严重过敏反应可见呼吸困难、发绀、血压下降、喉头水肿、急性肺水肿、过敏性休克甚至死亡等。

② 全身性反应 畏寒、寒战、发热、疼痛、乏力、颤抖、面色苍白、过敏性休克甚至死亡等。

③ 呼吸系统 喷嚏、鼻塞、流涕、咽喉部不适、呼吸急促、咳、哮喘、喉头水肿、急性肺水肿等。个别首次静脉滴注给药 5 ～ 30min 出现繁咳、憋喘、心慌、咽痒、不能平卧，双肺满布哮鸣音，及时处理均迅速缓解。

④ 心血管系统 心悸、胸闷、胸痛、发绀、心律失常、血压升高

或降低、心绞痛、心力衰竭等。

⑤ 消化系统 口干、口唇麻木或肿胀、恶心、呕吐、腹胀、腹痛、腹泻等。

⑥ 神经精神系统 头晕、头胀、头痛、麻木、震颤、晕厥、抽搐、舌麻痹、刺痛、感觉异常、烦躁不安、意识障碍甚至昏迷等。

⑦ 皮肤及其附件 皮疹、红斑、丘疹、风团、水疱、瘙痒、潮红、多汗等。

⑧ 用药部位 疼痛、红肿、肿胀、麻木、静脉炎等。

⑨ 其他 视物模糊、流泪、眼部肿胀疼痛、肌痛、关节痛、背痛、腰痛、耳鸣、水肿、血管性疼痛、血管痉挛、育龄妇女泌乳等。

【禁忌】 ① 对本品或刺五加及其制剂过敏或有严重不良反应病史者禁用。

② 高敏体质或对同类产品有严重过敏史者禁用。

③ 儿童禁用。

④ 妊娠妇女禁用。

【注意事项】 ① 严格按照药品说明书规定的功能主治使用。禁止超功能主治用药，严格按照本品适应证范围使用。

② 严格掌握用法用量。按照药品说明书推荐剂量使用药品，不得过快滴注和长期连续用药。

③ 静脉滴注时滴速过快可产生血管的疼痛感，静脉滴注本品应遵循先慢后快的原则。开始滴注时应为20滴/分，15～20分钟后，患者无不适，可改为40～50滴/分并注意监护患者有无不良反应发生。

④ 本品稀释溶剂不宜过少，静脉滴注每20ml药液溶剂不应少于100ml。

⑤ 使用本品时应控制药液温度，建议尽可能接近体温。

⑥ 本品在稀释过程中，如出现混浊或沉淀，禁止使用。

⑦ 本品稀释后必须在4小时以内使用。

⑧ 用药前要认真询问患者的过敏史，对过敏体质者、老年人、肝肾功能异常者和初次使用中药注射剂的患者应慎重使用，如确需使用应注意监护。

⑨ 首次使用本品应密切注意观察，一旦出现皮疹瘙痒、面部潮红，特别是出现心悸、胸闷、呼吸困难、咳嗽等症状应立即停药，及时给予脱敏治疗。

黄芪注射液 Huangqi Zhusheye

【警告】 本品不良反应包括过敏性休克，应在有抢救条件的医疗机构使用，用药后出现过敏反应或其他严重不良反应，应立即停药并及时救治。

【成分】 黄芪；辅料：［神威药业］依地酸二钠、碳酸氢钠、甘油。

【性状】 本品为黄色或淡棕黄色的澄明液体。

【功能主治】 益气养元，扶正祛邪，养心通脉，健脾利湿。用于心气虚损、血脉瘀阻之病毒性心肌炎、心功能不全及脾虚湿困之肝炎。

【规格】 2ml（相当于原药材4g）；10ml（相当于原药材20g）；20ml（相当于原药材40g）。

【pH值】 6.0～7.5

【用法用量】 肌注 一次2～4ml，一日1～2次。

静滴 一次10～20ml，一日1次，加入0.9%氯化钠注射液500ml中，或遵医嘱。

【不良反应】 ① 全身性反应 过敏样反应、过敏性休克、寒战、发热、面色苍白、药物热、药疹、注射部位红肿等。

② 呼吸系统 呼吸困难、发绀、哮喘、咳嗽、喉头水肿等。

③ 心血管系统 心悸、胸闷、低血压、快速心房纤颤等。

④ 消化系统 恶心、呕吐、腹泻、肝功能损害等。

⑤ 神经精神系统 头晕、头痛等。

⑥ 皮肤及其附件 多汗、皮疹、瘙痒等。

⑦ 用药部位 红肿、迟发性静脉炎等。

⑧ 其他 肾功能损害、溶血性贫血等，有报道静脉滴注本品致热原反应。

【禁忌】 ① 对本品或含有黄芪制剂有过敏或严重不良反应病史者

禁用。

② 家族对本品有过敏史者禁用。

③ 本品含有聚山梨酯80，对含有聚山梨酯80类过敏者禁用。

④ 新生儿、婴儿禁用。

⑤ 妊娠妇女禁用。

⑥ 本品为温养之品，有热象、表实邪盛、气滞湿阻、食积内停、阴虚阳亢、痈疽初起或溃后热毒尚盛等证以及"心肝热盛，脾胃湿热"者禁用。

【注意事项】 ① 严格按照药品说明书规定的功能主治使用，禁止超功能主治用药。

② 严格掌握用法用量，按照药品说明书推荐剂量使用药品，不可超剂量和长期连续用药。

③ 本品与氯霉素存在配伍禁忌。本品不能与青霉素类高敏类药物、

头孢类合并使用，禁止与抗生素类联合使用。

④ 输液时可选用0.9%氯化钠注射液（pH值接近）配伍使用。

⑤ 静脉滴注时，必须稀释以后使用。严格控制滴速和用药剂量。建议滴速小于40滴/分，一般控制在15～30滴/分。根据患者年龄、病情、体征等从低剂量开始，缓慢滴入。首次用药，宜选用小剂量，慢速滴注。

⑥ 禁止使用静脉推注的方法给药。

⑦ 药品与稀释液配药后，应坚持即配即用，不宜长时间放置。

⑧ 用药前应仔细询问患者用药史和过敏史。过敏体质者、老年人、各种低血压患者、患呼吸系统疾病者、心脏严重疾患者、肝肾功能异常者等特殊人群和初次使用中药注射剂的患者应慎重使用，加强监护。对长期使用的，在每个疗程间要有一定的时间间隔。

⑨ 目前尚无儿童及哺乳期妇女应用本品的系统研究资料，1岁以

上儿童、哺乳期妇女应慎重使用。

⑩ 建议1个疗程不宜大于2周，坚持中病即止，防止长期用药。

⑪ 服药期间忌食生冷食物。忌烟酒、浓茶。宜进食营养丰富而易消化吸收的食物，饮食有节。

⑫ 保持精神舒畅，劳逸适度。忌过度思虑，避免恼怒、惊恐等不良情绪。

⑬ 监护数据提示，有与本品有关的肝功能异常个案病例报告，建议在临床使用过程中加强肝功能监测。

康艾注射液 [独]　Kang'ai Zhusheye

【警告】　本品可能发生罕见严重过敏反应，表现为过敏性休克等，本品应在有抢救条件的医疗机构使用，用药后出现过敏反应或其他严重不良反应须立即停药并及时救治。

【成分】　黄芪、人参、苦参素。

【性状】　本品为微黄色至淡黄色的澄明液体。

【功能主治】　益气扶正，增强机体免疫功能。用于原发性肝癌、肺癌、直肠癌、恶性淋巴瘤、妇科恶性肿瘤；各种原因引起的白细胞低下及减少症、慢性乙型肝炎的治疗。

【规格】　5mg；10ml；20ml。

【pH值】　4.0 ~ 7.0

【用法用量】　静滴　一日40 ~ 60ml，一日1 ~ 2次，临用前用5%葡萄糖注射液或0.9%氯化钠注射液250 ~ 500ml稀释，30天为一疗程，或遵医嘱。

【不良反应】 ① 全身性反应　寒战、发热、过敏性休克等。

② 心血管系统　胸闷、心悸等。

③ 消化系统　恶心、呕吐等。

④ 皮肤及其附件　皮疹、瘙痒等。

【禁忌】 禁止和含有藜芦的制剂配伍使用。

【注意事项】 ① 严格按照药品说明书规定的功能主治使用，禁止超功能主治用药。

② 严格掌握用法用量，按照药品说明书推荐剂量及疗程使用。

③ 过敏体质者、老年人、儿童等特殊人群和初次使用本品的患者应慎重，用药后密切观察。

④ 滴速勿快，老年人、儿童以20 ~ 40滴/分为宜，成人以40 ~ 60滴/分为宜。

参麦注射液 Shenmai Zhusheye

【警告】 本品不良反应包括过敏性休克，应在有抢救条件的医疗机构使用，使用者应接受过过敏性休克抢救培训，用药后出现过敏反应或其他严重不良反应须立即停药并及时救治。

【成分】 红参、麦冬；辅料：[50ml/瓶和100ml/瓶] 聚山梨酯80、氯化钠；[其他规格] 聚山梨酯80；[四川升和] 聚山梨酯80、氢氧化钠。

【性状】 本品为微黄色至淡棕色的澄明液体。

【功能主治】 益气固脱，养阴生津，生脉。用于治疗气阴两虚型之休克、冠心病、病毒性心肌炎、慢性肺源性心脏病、粒细胞减少症。能提高肿瘤患者的免疫机能，与化疗药物合用时，有一定的增效作用，并能减少化疗药物所引起的毒副作用。

【规格】 2ml；5ml；10ml；15ml；20ml；50ml；100ml。

【pH值】 5.0 ~ 6.5

【用法用量】 肌注 一次2 ~ 4ml，一日1次。

静滴 一次20 ~ 100ml，用5%葡萄糖注射液250 ~ 500ml稀释后应用或遵医嘱；其中50ml/瓶、100ml/瓶两种规格也可直接滴注。

【不良反应】 ① 过敏反应 潮红、皮疹、瘙痒、呼吸困难、憋气、心悸、血压下降、喉头水肿、过敏性休克等。

② 全身性反应 畏寒、寒战、发热、高热、疼痛、乏力、晕厥、面色苍白、过敏性休克等。

③ 呼吸系统 呼吸急促、咳嗽、喷嚏、哮喘、喉头水肿等。

④ 心血管系统 心悸、胸闷、胸痛、发绀、心律失常、心动过速、血压升高等。

⑤ 消化系统 口干、舌燥、呃逆、恶心、呕吐、腹痛、腹泻、便秘、胀气、肝功能异常等。

⑥ 神经精神系统 头晕、头胀、头痛、麻木、震颤、抽搐、意识模糊、烦躁、精神紧张、失眠等。

⑦ 皮肤及其附件 皮疹、斑丘疹、红斑疹、荨麻疹、瘙痒、肿胀、皮炎、多汗等。

⑧ 用药部位 疼痛、红肿、麻木、静脉炎等。

⑨ 其他 腰背疼痛、肌痛、视物模糊等。

【禁忌】 ① 对本品或含有红参、麦冬制剂及成分中所列辅料过敏或有严重不良反应病史者禁用。

② 对药物有家族过敏史或过敏史者、过敏体质者禁用。

③ 新生儿、婴幼儿禁用。

④ 妊娠及哺乳期妇女禁用。

【注意事项】 ① 严格按照药品说明书规定的功能主治使用，禁止超功能主治用药。阴盛阳衰者不宜使用。

② 严格掌握用法用量。按照药品说明书推荐剂量使用药品。不得超剂量、过快滴注和长期连续用药。

③ 用药前应仔细询问患者情况、用药史和过敏史。心脏严重疾患者、肝肾功能异常者、老年人、儿童等特殊人群以及初次使用本品的患者应慎重使用。如确需使用，应加强临床用药监护。

④ 本品不宜与藜芦、五灵脂及其制剂配伍使用。

⑤ 本品不能与甘油果糖注射液、青霉素类高敏类药物联合使用。

⑥ 2ml/支、5ml/支、10ml/支、15ml/支、20ml/支规格，静脉滴注须稀释以后使用，现配现用；50ml/瓶和100ml/瓶规格，静脉滴注建议稀释以后使用，现配现用。首次用药，宜选用小剂量，慢速滴注。

⑦ 禁止静脉推注的给药方法。

参芪扶正注射液 Shenqi Fuzheng Zhusheye

【警告】 本品不良反应包括十分罕见的过敏性休克,应在有抢救条件的医疗机构使用,使用者应接受过过敏性休克抢救培训,用药后出现过敏反应或其他严重不良反应须立即停药并及时救治。

【成分】 党参、黄芪;辅料:氯化钠、焦亚硫酸钠、依地酸二钠。

【性状】 本品为黄色的澄明液体。

【功能主治】 益气扶正。用于肺脾气虚引起的神疲乏力、少气懒言、自汗眩晕;肺癌、胃癌见上述证候者的辅助治疗。

【规格】 250ml。

【pH值】 4.5 ~ 6.5

【用法用量】 静滴 一次250ml,一日1次,疗程21天;与化疗合用,在化疗前3天开始使用,疗程可与化疗同步结束。

【不良反应】 ① 过敏反应　皮疹、瘙痒、呼吸困难、潮红、过敏性休克等。

② 全身性反应　畏寒、恶寒、寒战、发热、疼痛、不适、乏力、过敏性休克等。

③ 呼吸系统　呼吸急促、咳嗽等。

④ 心血管系统　胸闷、胸痛、心悸、心动过速等。

⑤ 消化系统　口腔炎、口干、恶心、呕吐、腹痛、腹泻、腹胀、胃不适等。

⑥ 神经精神系统　头晕、头痛、憋气、抽搐、烦躁、嗜睡等。

⑦ 皮肤及附件　多汗、皮疹、瘙痒、斑丘疹、荨麻疹、红斑疹、皮肤发红、局部皮肤反应等。

⑧ 用药部位　注射部位的疼痛、麻木、静脉炎等。

⑨ 其他　水肿、非气虚证患者用药后可能发生轻度出血等。

【禁忌】　① 对本品或含有党参、黄芪制剂及成分中所列辅料过敏或有严重不良反应病史者禁用。

② 垂危患者禁用。

③ 妊娠妇女禁用。

④ 有内热者忌用，以免助热动血。

【注意事项】　① 严格按照药品说明书规定的功能主治使用，本品应辨证用于气虚证者，禁止超功能主治用药。

② 严格掌握用法用量。按照药品说明书推荐剂量使用药品。不得超剂量、超疗程、过快滴注和长期连续用药。

③ 临床应用时滴注不宜过快，以每分钟40～60滴为宜，年老体弱者以每分钟40滴为宜。

④ 用药前应仔细询问患者情况、用药史和过敏史。过敏体质者、有出血倾向者、肝肾功能异常者、老年人、哺乳期妇女、初次使用中

药注射剂的患者应慎重使用，如确需使用请遵医嘱，并加强监护。

⑤ 目前尚无儿童应用本品的系统研究资料，不建议儿童使用。

⑥ 上市后监护数据显示，本品涉及出血报告，建议在临床使用过程中注意监护。

生脉注射液　Shengmai Zhusheye

【警告】　本品不良反应包括过敏性休克，应在有抢救条件的医疗机构使用，使用者应接受过过敏性休克抢救培训，用药后出现过敏反应或其他严重不良反应须立即停药并及时救治。

【成分】　红参、麦冬、五味子；辅料：聚山梨酯80；[上海和黄]聚山梨酯80、碳酸氢钠；[四川川大华西]聚山梨酯80、氢氧化钠。

【性状】　本品为淡黄色或淡黄棕色的澄明液体。

【功能主治】　益气养阴，复脉固脱。用于气阴两亏，脉虚欲脱的心悸、气短、四肢厥冷、汗出、脉欲绝及心肌梗死、心源性休克，感染性休克等具有上述证候者。

【规格】　10ml；20ml；25ml；50ml。

【pH值】　5.0～7.0

【用法用量】 肌注 一次2～4ml，一日1～2次。

静滴 一次20～60ml，用5%葡萄糖注射液250～500ml稀释后使用，或遵医嘱。

【不良反应】 ① 过敏反应 潮红、皮疹、瘙痒、呼吸困难、心悸、发绀、血压下降、喉头水肿、过敏性休克等。

② 全身性反应 寒战、发热、高热、畏寒、乏力、疼痛、面色苍白、过敏性休克等。

③ 呼吸系统 呼吸困难、呼吸急促、咳嗽、哮喘、咽喉不适、喉头水肿等。

④ 心血管系统 心悸、胸闷、胸痛、发绀、血压升高、心律失常、血压下降、心区不适等。

⑤ 消化系统 口干、恶心、呕吐、腹胀、腹痛、腹泻、胃不适等。

⑥ 神经精神系统 头晕、头痛、抽搐、震颤、头胀、意识模糊、

失眠、精神障碍、口麻木等。

⑦ 皮肤及其附件 皮疹、瘙痒、多汗、局部皮肤反应等，有剥脱性皮炎个案报告。

⑧ 用药部位 局部疼痛、局部麻木、静脉炎等。

⑨ 其他 腰背剧痛、肌痛、球结膜水肿、视力异常、排尿异常、眶周水肿等。

【禁忌】 ① 对本品或含有红参、麦冬、五味子制剂及成分中所列辅料过敏或有严重不良反应病史者禁用。

② 过敏体质者禁用。

③ 新生儿、婴幼儿禁用。

④ 妊娠妇女禁用。

⑤ 对实证及暑热等病热邪尚存者，咳而尚有表证未解者禁用。

【注意事项】 ① 严格掌握功能主治、辨证用药。严格按照药品说明书规定的功能主治使用，禁止超功能主治用药。

② 严格掌握用法用量。按照药品说明书推荐剂量、调配要求用药，不得超剂量、高浓度、过快滴注或长期连续用药。儿童及年老体弱者以20 ～ 40滴/分为宜，成人以40 ～ 60滴/分为宜，以防止不良反应的发生；儿童、老年人应按年龄或体质情况酌情减量。

③ 不得使用静脉推注的方法给药。

④ 建议在配制后4小时内使用。

⑤ 本品有升压反应，高血压患者使用时需注意观察血压变化。

⑥ 本品不宜与中药藜芦、五灵脂及其制剂同时使用。

⑦ 除按【用法用量】中说明使用以外，伴有糖尿病等特殊情况时，可将溶剂替换为0.9%氯化钠注射液。

⑧ 用药前应仔细询问患者情况、用药史和过敏史。寒凝血瘀胸痹心痛者、非气阴两虚病患者不宜使用。对有其他药物过敏史者、年老

体弱者、儿童、高血压患者、心肺严重疾患者、肝肾功能异常者等特殊人群和初次使用本品的患者应谨慎使用，加强临床用药监护。

⑨ 治疗期间，若出现心绞痛持续发作，宜加服硝酸酯类药物或遵医嘱。

⑩ 本品含有皂苷，摇动时产生泡沫是正常现象，不影响疗效。

猪苓多糖注射液[独] Zhulingduotang Zhusheye

【成分】 本品主要成分为猪苓多糖。

【性状】 本品为淡黄棕色的澄明液体；微带乳光。

【功能主治】 本品能调节机体免疫功能，对慢性肝炎、肿瘤有一定疗效。与抗肿瘤化疗药物合用，可增强疗效，减轻毒副作用。

【规格】 2ml ∶ 20mg。

【pH值】 7.0 ～ 8.5

【用法用量】 肌注 一次 2 ～ 4ml，一日 1 次，小儿酌减或遵医嘱。

【不良反应】 ① 全身性反应 畏寒、发热、过敏性休克等。

② 消化系统 恶心、呕吐，满腹不适、上消化道出血、慢性活动性肝炎恶化等。

③ 血液系统 过敏性紫癜、渗出性出血、阴道出血等。

④ 皮肤及其附件　皮疹、皮肤红肿、瘙痒、荨麻疹、疱疹、充血性红斑等。

⑤ 用药部位　局部反应等。

⑥ 其他　关节(肿胀)疼痛、四肢关节刺痛、关节炎、腹股沟、腋下淋巴结肿大、血管神经性水肿、眼(睑)结膜充血、一过性耳鸣、肾损害、系统性红斑狼疮等。

【禁忌】　尚不明确。

【注意事项】　① 本品不可供静脉注射。

② 白血病患者为避免注射引起的出血和感染，不宜注射给药。

③ 用药前仔细询问患者的用药史与过敏史，对本品有过敏史的患者禁用，过敏体质者慎用。可用本品1 : 10稀释液进行皮试。

④ 原有关节疾病患者应谨慎用药。

⑤ 如果导致乙型肝炎患者肝功能恶化，应立即停药，否则将给患者带来难以估量的后果。

注射用黄芪多糖 [独]　Zhusheyong Huangqiduotang

【成分】　黄芪多糖。

【性状】　本品为类白色无定形粉末；无臭，无味。

【功能主治】　益气补虚。用于倦怠乏力、少气懒言、自汗、气短、食欲缺乏属气虚证因化疗后白细胞减少、生活质量降低、免疫功能低下的肿瘤患者。

【规格】　250mg。

【pH值】　4.5 ～ 6.5

【用法用量】　本品使用前需先做皮试，皮试阴性者方可使用。

皮试液的配制　以0.9%氯化钠注射液溶解本品，配制成浓度为0.05%的皮试液，皮试液应于室温下放置不超过8小时。

皮试方法　用结核菌素注射器抽取皮试液约0.2ml在前臂屈侧皮内

注射0.1ml，20分钟后观察结果。

结果判断

阴性（-）：皮试部位无反应或皮丘直径<3mm，不痒。

可疑（±）：风团直径3～5mm，不痒。

阳性（+）：风团不明显，但局部充血伴瘙痒；或风团直径>5mm。

强阳性（++）：风团直径>10mm，周围充血，伴伪足，有皮试部位以外的反应。

用药方法 本品用0.9%氯化钠注射液10ml溶解，立即持续振摇，直至药品完全溶解，用注射器将瓶中的全部药液加入0.9%氯化钠注射液或者5%或10%葡萄糖注射液500ml中摇匀，即刻给患者静滴，滴注时间不少于2.5小时，一日1次。

用药剂量及疗程 免疫力低下患者：每天250mg，用药21天。其他症状患者：每天250mg，用药7天。

【**不良反应**】 极个别患者使用本品后出现发热、皮肤红斑、瘙痒、荨麻疹等过敏反应，轻者可自行消失，如持续存在甚至加重应及时处理。

【**禁忌**】 ① 皮试阳性者禁用。

② 妊娠妇女忌用。

【**注意事项**】 ① 过敏体质者慎用。

② 本品尚无儿童、妊娠妇女及哺乳期妇女的临床研究数据及使用的报道。

③ 配制好的药液应立即使用，请勿久置。

注射用益气复脉（冻干）[独]　Zhusheyong Yiqifumai（Donggan）

【警告】　本品不良反应包括过敏性休克，应在有抢救条件的医疗机构使用，使用者应接受过过敏性休克抢救培训，用药后出现过敏反应或其他严重不良反应须立即停药并及时救治。

【成分】　红参、麦冬、五味子；辅料：葡甲胺，甘露醇。

【性状】　本品为浅黄色的疏松块状物；有引湿性。取1瓶内容物，加水2～3ml溶解后，为棕红色澄明液体。

【功能主治】　益气复脉，养阴生津。用于冠心病劳累性心绞痛气阴两虚证，症见胸痹心痛、心悸气短、倦怠懒言、头晕目眩、面色少华、舌淡、少苔或剥苔、脉细弱或结代；冠心病所致慢性左心功能不全Ⅱ、Ⅲ级气阴两虚证，症见心悸、气短甚则气急喘促、胸闷隐痛、时作时止、倦怠乏力、面色苍白、动则汗出、舌淡少苔或薄苔、脉细弱或结代。

【规格】 0.65g（相当于红参0.5g、五味子0.75g和麦冬1.5g）。

【pH值】 5.0 ～ 7.0

【用法用量】 静滴 一次8瓶，一日1次，用5%葡萄糖注射液或0.9%氯化钠注射液250 ～ 500ml稀释后静滴。每分钟40滴，疗程2周。

【不良反应】 ① 过敏反应 皮肤潮红、皮疹、瘙痒、呼吸困难、心悸、发绀、血压下降、过敏性休克等。

② 全身性反应 寒战、发热、畏寒、发冷、颤抖、过敏性休克等。

③ 呼吸系统 呼吸急促、憋气等。

④ 心血管系统 发绀、心悸、胸闷、血压升高、心动过速等。

⑤ 消化系统 恶心、呕吐、口干等。

⑥ 神经精神系统 头晕、头痛、震颤、烦躁、局部麻木等。

⑦ 皮肤反应 皮疹、瘙痒、多汗等。

⑧ 用药部位　疼痛、注射部位反应、静脉炎等。

⑨ 其他　疼痛、乏力、视力异常、月经紊乱、月经量明显增多等。

【禁忌】　① 对本品或含有红参、麦冬、五味子制剂及成分中所列辅料过敏或有严重不良反应病史者禁用。

② 过敏体质者禁用。

【注意事项】　① 该药在输液过程中，液体应经过过滤器；若发现有气泡，应减慢滴速。

② 使用【用法用量】项下指定的溶剂充分溶解。

③ 严格按照药品说明书规定的功能主治使用，禁止超功能主治用药。

④ 严格按照药品说明书用法用量使用，尤其注意不得超剂量、过快滴注和长期连续用药。

⑤ 用药前应仔细询问过敏史，对过敏体质者禁用。

⑥ 儿童、妊娠及哺乳期妇女、高龄老年人和初次使用中药注射剂的患者应慎重使用，加强监护。

⑦ 本品有血压升高反应，使用本品时需关注血压变化。

⑧ 本品不宜与藜芦、五灵脂及其制剂同用。

08 ▶ 活血化瘀类

大株红景天注射液 [独]　Dazhu Hongjingtian Zhusheye

【警告】 ① 本品不良反应包括皮疹、瘙痒、寒战、发热、恶心等，偶见严重过敏反应，表现为过敏性休克等。用药后出现过敏反应或其他严重不良反应须立即停药并及时救治。

② 妊娠妇女禁用。

③ 老年人应遵照医嘱谨慎用药。

【成分】 大株红景天。

【性状】 本品为淡黄色至棕黄色的澄明液体。

【功能主治】 活血化瘀。用于治疗冠心病稳定型劳累性心绞痛，中医辨证为心血瘀阻证，症见胸部刺痛、绞痛、固定不移、痛引肩背及臂内侧、胸闷、心悸不宁、唇舌紫暗、脉细涩。

【规格】 5ml；10ml。

【pH值】 4.5 ～ 6.5

【用法用量】 静滴 一次10ml，一日1次，加入5％葡萄糖注射液250ml中。10天为一疗程。

【不良反应】 皮疹、瘙痒、寒战、发热、恶心等；偶见严重过敏反应，表现为过敏性休克等。

【禁忌】 ① 应在用药前仔细询问患者的过敏史，对使用该药品或含有大株红景天制剂曾发生过不良反应的患者、过敏体质的患者（包括对其他药品易产生过敏反应的患者）禁用。

② 妊娠妇女禁用。

【注意事项】 ① 严格按照药品说明书规定的功能主治使用，禁止超功能主治用药。

②严格掌握用法用量及疗程。按照药品说明书推荐剂量使用药品。不超剂量和长期连续用药。

③药品与稀释液配药后，应坚持即配即用，不宜长时间放置。静脉滴注时，必须稀释以后使用，严格控制滴速和用药剂量。

④老年人、哺乳期妇女、肝肾功能异常者、初次使用中药注射剂者应慎重使用，如确需使用，应遵医嘱。特殊人群用药应加强监护。

⑤目前尚无儿童应用本品的系统研究资料，不建议儿童使用。

丹红注射液 [独] Danhong Zhusheye

【警告】 本品不良反应包括过敏性休克，应在有抢救条件的医疗机构使用，使用者应是接受过过敏性休克抢救培训并且具备过敏性休克救治能力的医师，用药后出现过敏反应或其他严重不良反应，须立即停药并及时救治。

【成分】 丹参、红花；辅料：氢氧化钠。

【性状】 本品为红棕色的澄明液体。

【功能主治】 活血化瘀，通脉舒络。用于瘀血痹阻所致的胸痹及中风，症见胸痛、胸闷、心悸、口眼歪斜、言语謇涩、肢体麻木、活动不利等；冠心病、心绞痛、心肌梗死、瘀血型肺心病，缺血性脑病、脑血栓。

【规格】 2ml；10ml；20ml。

【pH值】　4.5 ~ 6.5

【用法用量】　**肌注**　一次2 ~ 4ml，一日1 ~ 2次。

静滴　一次20 ~ 40ml，一日1 ~ 2次，加入5%葡萄糖注射液100 ~ 500ml稀释后缓慢滴注；伴有糖尿病等特殊情况时，改用0.9%氯化钠注射液稀释后使用，或遵医嘱。

静注　一次4ml，一日1 ~ 2次，加入50%葡萄糖注射液20ml稀释后缓慢注射。

【不良反应】　① 过敏反应　面部潮红、皮疹、瘙痒、荨麻疹、呼吸困难、憋气、心悸、发绀、血压下降、喉头水肿、过敏性休克等。

② 全身性反应　面部潮红、寒战、高热、过敏性休克等。

③ 呼吸系统　呼吸困难、憋气、喉头水肿等。

④ 心血管系统　发绀、胸闷、心悸、血压升高或下降等。

⑤ 消化系统　恶心、呕吐、腹痛、腹泻、有肝功能异常病例报告等。

⑥ 血液系统　紫癜、血尿、鼻衄、牙龈出血、结膜出血、胃肠道出血、皮下出血点及瘀斑等病例报告等。

⑦ 神经精神系统　头晕、头痛、抽搐、昏迷等。

⑧ 皮肤及附件　皮疹、瘙痒、荨麻疹等，有 1 例引起剥脱性皮炎重症药疹的病例报告。

【禁忌】　① 对本品过敏者或有严重不良反应病史者禁用。

② 有出血倾向者禁用。

③ 妊娠及哺乳期妇女禁用。

【注意事项】　① 严格按照药品说明书规定的功能主治使用，禁止超功能主治用药。

② 严格掌握用法用量，按照药品说明书推荐剂量使用药品，不得超剂量和长期连续用药。

③ 用药前应仔细询问患者情况、用药史和过敏史。过敏体质者、

肝功能异常者、初次使用中药注射剂的患者应慎重使用；使用本品时不宜再联合使用其他活血化瘀注射剂，与抗凝药或抗血小板药等同时使用可能增加出血风险。如确需使用，应加强监护。

④ 目前尚无儿童应用本品的系统研究资料，不建议儿童使用。月经期妇女忌用。老年患者用药应加强临床监护。

⑤ 药品与稀释液配药后，应坚持即配即用，不宜长时间放置。

丹参注射液 Danshen Zhusheye

【警告】 本品不良反应可见严重过敏反应（包括过敏性休克），应在有抢救条件的医疗机构使用，使用者应接受过相关抢救培训，用药后出现过敏反应或其他严重不良反应须立即停药并及时救治。

【成分】 丹参。

【性状】 本品为黄棕色至棕红色的澄明液体。

【功能主治】 活血化瘀，通脉养心。用于冠心病胸闷、心绞痛。

【规格】 2ml；10ml；20ml。

【pH值】 5.0 ~ 7.0

【用法用量】 肌注　一次2 ~ 4ml，一日1 ~ 2次。

静滴　一次10 ~ 20ml，一日1次，用5%葡萄糖注射液100 ~ 500ml稀释后使用。或遵医嘱。

静注　一次4ml，一日2次，用50%葡萄糖注射液20ml稀释后使用。

【不良反应】　① 过敏反应　皮肤潮红或苍白、皮疹、瘙痒、寒战、喉头水肿、呼吸困难、心悸、血压下降、过敏性休克等。

② 全身性反应　畏寒、寒战、发热甚至高热、乏力、身痛、面色苍白、过敏性休克等。

③ 呼吸系统　咳嗽、咽喉不适、憋气、呼吸困难、喉头水肿等。

④ 心血管系统　心悸、胸闷、憋气、发绀、心律失常、血压升高或下降等。

⑤ 消化系统　恶心、呕吐、腹痛、腹胀、口干等。

⑥ 神经精神系统　头晕、头痛、抽搐、震颤、局部或周身麻木等。

⑦ 皮肤及其附件　皮疹（包括红斑、丘疹、荨麻疹等）、瘙痒、多汗、局部皮肤反应等。

⑧ 用药部位　潮红、疼痛等。

⑨ 其他　视觉异常、水肿、面部不适、紫癜等。

【禁忌】 ① 对本类药物过敏或有严重不良反应病史者禁用。

② 有出血倾向者禁用。

③ 新生儿、婴幼儿禁用。

④ 妊娠妇女禁用。

【注意事项】 ① 严格掌握功能主治、辨证用药。严格按照药品说明书规定的功能主治使用，禁止超功能主治用药。

② 严格掌握用法用量。按照药品说明书推荐剂量及要求用药，严格控制滴速和用药剂量。尤其注意不得超剂量、过快滴注和长期连续用药。

③ 用药前应仔细询问患者情况、用药史和过敏史。过敏体质者、对有其他药物过敏史者、肝肾功能异常者、老年人等特殊人群

以及初次使用中药注射剂的患者应慎重使用，如确需使用，应加强监护。

④ 本品不宜与中药藜芦及其制剂同时使用。

灯盏花素注射液 Dengzhanhuasu Zhusheye

【警告】 ① 本品不良反应包括过敏性休克，应在有抢救条件的医疗机构使用，使用者应是具备治疗过敏性休克等严重过敏反应资质或接受过过敏性休克抢救培训的医师，用药后出现过敏反应或其他严重不良反应须立即停药并及时救治。

② 脑出血急性期或有出血倾向的患者禁用。

【成分】 灯盏花素；辅料：［神威药业］依地酸二钠、甘油、碳酸氢钠；［云南玉药］依地酸二钠、碳酸氢钠；［石药银湖、哈尔滨圣泰］依地酸二钠。

【性状】 本品为黄色的澄明液体。

【功能主治】 活血化瘀，通络止痛。用于中风后遗症、冠心病、心绞痛。

【规格】　2ml：5mg；5ml：20mg。

【pH值】　6.3 ～ 8.3

【用法用量】　肌注　一次5mg，一日2次。

静滴　一次10 ～ 20mg，一日1次，用10%葡萄糖注射液500ml溶解后使用。

【不良反应】　① 过敏反应　潮红、皮肤瘙痒、皮疹、呼吸困难、喘息、憋气、心悸、发绀、喉头水肿、血压下降、过敏性休克等。

② 全身性反应　寒战、发热、高热、乏力、疼痛、过敏性休克等。

③ 呼吸系统　呼吸急促、气短、咳嗽、喉头水肿等。

④ 心血管系统　发绀、心悸、胸闷、血压下降等。

⑤ 消化系统　恶心、呕吐、腹痛、腹泻、肝脏功能不全（如转氨酶上升）、消化道出血等。

⑥ 神经精神系统　头晕、头痛、抽搐等。

⑦ 皮肤及其附件　潮红、皮肤瘙痒、皮疹、多汗等。

⑧ 用药部位　静脉炎等。

⑨ 其他　血尿等。

【禁忌】　① 对本品或含有灯盏花素制剂及成分中所列辅料过敏或者有严重不良反应病史者禁用。

② 脑出血急性期或有出血倾向的患者禁用。

③ 新生儿、婴幼儿禁用。

④ 妊娠妇女禁用。

【注意事项】　① 严格按照药品说明书规定的功能主治使用，禁止超功能主治用药。

② 严格掌握用法用量。按照药品说明书推荐剂量、调配要求使用药品。不得超剂量、过快滴注和长期连续用药。

③ 本品与pH值低于4.2的溶液使用时。可使药物析出，故不得使

用pH值低于4.2的溶液稀释。

④ 静脉滴注时，严格控制滴速和用药剂量。建议滴速小于40滴/分。一般控制在15 ~ 30滴/分。首次用药，宜选用小剂量，慢速滴注。

⑤ 禁止静脉推注给药。

⑥ 除用10%葡萄糖注射液稀释使用外，还可用0.9%氯化钠注射液配伍使用，且应现配现用。

⑦ 临床用药时，建议根据患者年龄、病情、体征等从低剂量开始，缓慢滴入，1个疗程不宜大于2周，对长期使用的在每个疗程间要有一定的时间间隔。

⑧ 用药前应仔细询问患者情况、用药史和过敏史。过敏体质者、肝肾功能异常者、凝血机制或血小板功能障碍者、老年人、哺乳期妇女、初次使用中药注射剂的患者应慎重使用，并加强监护。

⑨ 目前尚无儿童应用本品的系统研究资料，不建议儿童使用。

⑩ 胸痛剧烈及持续时间长者，应作心电图及心肌酶学检查。并采取相应的医疗措施。

⑪ 文献显示灯盏花素(主要含野黄芩苷)具有减少血小板计数、抑制血小板聚集、抑制内凝血等作用，为降低出血风险，建议本品与抗凝药或抗血小板药等可能增加出血风险的药物同时使用时，应加强监护。

灯盏细辛注射液 [独]　Dengzhanxixin Zhusheye

【警告】 ① 本品不良反应包括过敏性休克，应在有抢救条件的医疗机构使用。使用者应是具备治疗过敏性休克等严重过敏反应资质或接受过过敏性休克抢救培训的医师，用药后出现过敏反应或其他严重不良反应，须立即停药并及时救治。

② 脑出血急性期患者禁用。

【成分】 本品为灯盏细辛经提取酚类成分制成的灭菌水溶液。主要含野黄芩苷（$C_{21}H_{18}O_{12}$）和总咖啡酸酯；辅料：氯化钠。

【性状】 本品为棕色的澄明液体。

【功能主治】 活血祛瘀，通络止痛。用于瘀血阻滞、中风偏瘫、肢体麻木、口眼歪斜、言语謇涩及胸痹心痛；缺血性脑卒中、冠心病心绞痛见上述证候者。

【规格】　10ml。

【pH值】　5.5 ~ 7.5

【用法用量】　肌注　一次4ml，一日2 ~ 3次。

静滴　一次20 ~ 40ml，一日1 ~ 2次，用0.9%氯化钠注射液250 ~ 500ml稀释后缓慢滴注。

穴位注射　每穴0.5 ~ 1.0ml，多穴总量6 ~ 10ml。

【不良反应】　① 全身性反应　寒战、发热、高热、乏力、过敏性休克等。

② 呼吸系统　憋气、呼吸困难等。

③ 心血管系统　胸闷、心悸、血压下降等。

④ 消化系统　恶心、呕吐等。

⑤ 神经精神系统　头晕、头痛等。

⑥ 皮肤及其附件　潮红、瘙痒、皮疹、多汗等。

【**禁忌**】 ① 对本品、灯盏花素制剂过敏或有严重不良反应病史者禁用。

② 对灯盏细辛、含有灯盏细辛及其制剂过敏或有严重不良反应病史者禁用。

③ 对野黄芩苷或咖啡酸酯过敏或有严重不良反应病史者禁用。

④ 脑出血急性期患者禁用。

⑤ 活动性出血患者(如消化道出血、脑出血)禁用。

⑥ 月经期患者禁用。

⑦ 新生儿、婴幼儿禁用。

⑧ 妊娠妇女禁用。

【**注意事项**】 ① 严格按照药品说明书规定的功能主治使用,禁止超功能主治用药。

② 严格掌握用法用量。按照药品说明书推荐剂量、调配要求使用药品。不得超剂量、过快滴注或长期连续用药。

③ 本品在酸性条件下，其酚类成分可能游离析出，故静脉滴注时不宜和其他酸性较强的药物配伍。

④ 用药前应仔细询问患者情况、用药史和过敏史。过敏体质者，肝肾功能异常者、凝血机制或血小板功能障碍者、老年人、哺乳期妇女、初次使用中药注射剂的患者应慎重使用，并加强监护。

⑤ 目前尚无儿童应用本品的系统研究资料，不建议儿童使用。

⑥ 为降低出血风险，建议本品与抗凝药或抗血小板药等可能增加出血风险的药物同时使用时，应加强监护。

⑦ 有与本品有关的肝功能异常病例报告，建议在临床使用过程中注意肝功能监测。

⑧ 禁止与喹诺酮类，西汀类，替丁类，脑蛋白水解物，维生素C药物，含镁、锌、铝等金属离子的药物混合使用，可能会产生混浊、沉淀或使药液产生异常颜色而发生意外。

瓜蒌皮注射液^[独] Gualoupi Zhusheye

【成分】 瓜蒌皮提取液。

【性状】 本品为棕黄色的澄明液体。

【功能主治】 行气除满，开胸除痹。用于痰浊阻络之冠心病、稳定型心绞痛。

【规格】 4ml。

【pH值】 5.5 ～ 7.5

【用法用量】 肌注　一次4ml，一日1 ～ 2次。

静滴　一次12ml，一日1次，用5%葡萄糖注射液250 ～ 500ml稀释。

静注　一次8ml，一日1次，用25%葡萄糖注射液20ml稀释。

【不良反应】 ① 全身性反应　全身出汗、过敏性休克等。

② 心血管系统　心悸、血压下降等。

③ 消化系统损害　口干、胃部不适、肝功能异常等。

④ 神经精神系统　头痛、意识丧失等。

⑤ 皮肤及其附件　皮疹等。

⑥ 其他　结膜出血、尿失禁、双下肢发冷伴阵发性酸痛等。

【禁忌】　① 对本品过敏者禁用。

② 妊娠妇女忌用。

【注意事项】　过敏体质者慎用。

【参考文献】

［1］邹俊，高丙天.瓜蒌皮注射液联合乌拉地尔治疗慢性心力衰竭疗效观察［J］.中西医结合心血管病杂志，2014，2（9）：45-46.

［2］郑文祥.瓜蒌皮注射液治疗心绞痛的临床观察［J］.临床误诊误治，2008，21（1）：37-38.

［3］高宇，王春梅，黄志亮.糖尿病合并冠心病患者经皮冠状动脉介入术后使用瓜蒌皮注

射液的疗效及安全性研究［J］.广西医学，2015，37（9）：1363–1365.

［4］贺春晖，赵懿清，周路遥，等.药物不良反应瓜蒌皮注射液致不良反应3例［J］.中国医院药学杂志，2017，37（3）：316–317.

冠心宁注射液 Guanxinning Zhusheye

【警告】 本品不良反应包括过敏性休克，应在有抢救条件的医疗机构使用，使用者应接受过过敏性休克抢救培训，用药后出现过敏反应或其他严重不良反应须立即停药并及时救治。

【成分】 丹参、川芎；辅料：［石药银湖、山西振东泰盛、亚宝药业］亚硫酸氢钠；［神威药业］聚山梨酯80、依地酸二钠、亚硫酸氢钠。

【性状】 本品为黄棕色至棕红色的澄明液体。

【功能主治】 活血化瘀，通脉养心。用于冠心病，心绞痛。

【规格】 2ml；10ml。

【pH值】 5.0 ～ 7.0

【用法用量】 肌注 一次2ml，一日1 ～ 2次。

　静滴 ［神威药业、石药银湖、山西振东泰盛、亚宝药业］：一次20～40ml，一日1次，用5%葡萄糖注射液或0.9%氯化钠注射液250～500ml稀释后使用。[正大青春宝、万荣三九、山西恒大]：一次10～20ml，一日1次，用5%葡萄糖注射液500ml稀释后使用。

【不良反应】 ① 过敏反应 全身皮肤潮红、皮疹、瘙痒、呼吸困难、憋气、心悸、血压下降、喉头水肿、过敏性休克等。

② 全身性反应 畏寒、寒战、发热、乏力、疼痛、面色苍白、过敏性休克等。

③ 呼吸系统 呼吸急促、哮喘、咳嗽、喉头水肿等。

④ 心血管系统 发绀、心悸、胸闷、胸痛、心律失常、血压升高等。

⑤ 消化系统 恶心、呕吐、腹痛、腹胀、腹泻等。

⑥ 神经精神系统 头晕、头痛、头胀、震颤、抽搐、昏迷、口麻木、烦躁、失眠等。

⑦ 皮肤及其附件 荨麻疹、丘疹、红斑、多汗等。

⑧ 用药部位 疼痛、麻木、皮疹、静脉炎等。

⑨ 其他 血管性水肿等。

【禁忌】 ① 对本品或含有丹参、川芎制剂及成分中所列辅料过敏或有严重不良反应病史者禁用。

② 儿童禁用。

③ 妊娠妇女禁用。

【注意事项】 ① 严格按照药品说明书规定的功能主治使用，禁止超功能主治用药。

② 严格掌握用法用量。按照药品说明书推荐剂量使用药品。不得超剂量、过快滴注和长期连续用药。

③ 本品含丹参，不宜与藜芦配伍使用。到目前为止，已确认本品不能与喹诺酮类、甘草酸二胺、盐酸罂粟碱等联合使用。不建议与抗生素尤其是青霉素等高敏类药物联合使用。

④ 静脉滴注时，必须稀释以后使用。首次用药，宜选用小剂量，慢速滴注。

⑤ 禁用静脉推注的方法给药。

⑥ 用药前应仔细询问患者情况、用药史和过敏史。过敏体质者、心脏严重疾患、有出血倾向者、肝肾功能异常者、老年人、哺乳期妇女、初次使用中药注射剂的患者应慎重使用，如确需使用请遵医嘱，并加强监护。

红花黄色素氯化钠注射液[独] Honghuahuangsesu Lühuana Zhusheye

【警告】 ① 本品不良反应包括过敏性休克，应在有抢救条件的医疗机构使用，使用者应接受过过敏性休克抢救培训，用药后出现过敏反应或其他严重不良反应须立即停药并及时救治。

② 对本品过敏者禁用。

③ 妊娠妇女禁用。

④ 有出血倾向者慎用。

【成分】 红花黄色素；辅料：氯化钠。

【性状】 本品为黄色至橙黄色的澄明液体。

【功能主治】 活血，化瘀，通脉。用于冠心病稳定型劳累性心绞痛；中医辨证为心血瘀阻证；症见胸痛、胸闷、心悸。

【规格】 100ml（含红花总黄酮80mg和氯化钠900mg）。

【pH值】　4.5 ～ 6.5

【用法用量】　静滴　一次100ml，一日 1 次。滴速不高于30滴/分。14天为一疗程。

【不良反应】　① 过敏反应　潮红、皮疹、瘙痒、呼吸困难、过敏性休克等。

② 全身性反应　畏寒、寒战、发热、乏力、疼痛、过敏性休克等。

③ 呼吸系统　呼吸急促、咳嗽等。

④ 心血管系统　胸闷、心悸等。

⑤ 消化系统　恶心、呕吐、腹痛等。

⑥ 神经精神系统　头晕、头痛、头胀等。

⑦ 皮肤及其附件　斑丘疹、红斑疹、荨麻疹、多汗、皮肤发红等。

⑧ 用药部位　静脉炎、局部麻木等。

【禁忌】　① 对本品或含有红花黄色素制剂过敏或有严重不良反应病史者禁用。

② 妊娠妇女禁用。

【注意事项】 ① 严格按照药品说明书规定的功能主治使用，禁止超功能主治用药。

② 严格掌握用法用量，按照药品说明书推荐剂量使用药品。不得超剂量、超疗程、过快滴注和长期连续用药。

③ 用药前应仔细询问患者情况、用药史和过敏史。合并高血压（收缩压≥180mmHg，舒张压≥110mmHg）、重度心肺功能不全、重度心律失常（快速房颤、房扑、阵发性室速等）患者；冠心病患者、经冠脉搭桥、介入治疗后血管完全重建者；过敏体质者或对两种以上食物或药物过敏者、有出血倾向者、肝肾功能异常者、老年人、哺乳期妇女、初次使用中药注射剂的患者应慎重使用，如确需使用请遵医嘱，并加强监护。

④ 目前尚无儿童应用本品的系统研究资料，不建议儿童使用。

红花注射液 Honghua Zhusheye

【警告】 本品不良反应包括过敏性休克，应在有抢救条件的医疗机构使用，用药后出现过敏反应或其他严重不良反应须立即停药并及时救治。

【成分】 红花。

【性状】 本品为黄红色至棕红色的澄明液体。

【功能主治】 活血化瘀。用于治疗闭塞性脑血管疾病，冠心病，脉管炎。

【规格】 5ml；10ml；20ml。

【pH值】 5.5 ～ 7.0

【用法用量】 肌注 治疗脉管炎：一次2.5 ～ 5ml，一日1 ～ 2次。

静滴 治疗闭塞性脑血管疾病：一次15ml，一日1次，用10%葡萄糖注射液250～500ml稀释后应用，15～20天为一疗程。治疗冠心病：一次5～20ml，一日1次，用5%或10%葡萄糖注射液250～500ml稀释后应用。10～14天为一疗程，疗程间隔为7～10日。

【不良反应】 ① 全身性反应　寒战、发热、全身乏力、面色苍白、过敏性休克等。

② 呼吸系统　呼吸困难、咳嗽、喘憋、喉头水肿、气短、胸闷、哮喘等。

③ 心血管系统　心悸、心律失常、血压升高、发绀、Ⅲ度房室传导阻滞并休克等。

④ 消化系统　恶心、呕吐、腹泻等。

⑤ 神经精神系统　头晕、头痛、抽搐等。

⑥ 皮肤及其附件　皮疹、瘙痒、荨麻疹、皮肤潮红等。

⑦ 其他　急性肾衰综合征、背痛、诱发急性闭角型青光眼、月经

过多、鼻出血、黏膜充血、局部水肿等。

【禁忌】 ① 对本品或含有红花的制剂有过敏或严重不良反应病史者禁用。

② 有药物过敏史或过敏体质的患者禁用。

③ 凝血功能不正常及有眼底出血的糖尿病患者禁用。

④ 儿童禁用。

⑤ 妊娠及哺乳期妇女禁用。

【注意事项】 ① 严格按照药品说明书规定的功能主治使用，禁止超功能主治用药。

② 严格掌握用法用量及疗程。按照药品说明书推荐剂量、疗程使用药品。首次用药宜选小剂量。不得超剂量和长期连续用药。

③ 药品稀释应严格按照说明书的要求配制，不得随意改变稀释液的种类、稀释浓度和稀释溶液用量。伴有糖尿病等特殊情况时，可改用0.9%

氯化钠注射液稀释后使用。配药后应坚持即配即用，不宜长时间放置。

④ 禁止使用静脉推注的方法给药。

⑤ 对老年人、肝肾功能异常者等特殊人群和初次使用中药注射剂的患者应慎重使用，加强监护。对长期使用的在每个疗程间要有一定的时间间隔。

⑥ 监测数据提示，有与本品有关的肝肾功能异常个案病例报告，建议在临床使用过程中加强肝肾功能监测。

⑦ 女性月经期停用，月经净后再用。

⑧ 本品偶见与丹参注射液联用诱发多脏器损伤。

⑨ 有青光眼家族史者、前房较浅、房角窄的患者、对红花粉过敏者，请谨慎使用。

⑩ 本品不良反应以首用即发型和速发型为主。慢性肾功能不全患者发生不良反应的概率较高。

苦碟子注射液 Kudiezi Zhusheye

【警告】 ① 本品不良反应包括过敏性休克，应在有抢救条件的医疗机构使用，使用者应接受过过敏性休克抢救培训，用药后出现过敏反应或其他严重不良反应须立即停药并及时救治。

② 使用前发现混浊或沉淀不得使用。

③ 本品禁忌与其他药品混合配伍使用。

④ 对本品过敏者或过敏体质者禁用。

【成分】 抱茎苦荬菜。

【性状】 本品为浅黄棕色至黄棕色的澄明液体。

【功能主治】 活血止痛，清热祛瘀。用于瘀血闭阻的胸痹，症见胸闷、心痛、口苦、舌暗红或存瘀斑等；适用于冠心病、心绞痛见上述病状者；亦可用于脑梗死患者。

【规格】 10ml；20ml；40ml。

【pH值】 5.5 ～ 7.2

【用法用量】 静滴 一次10 ～ 40ml，一日1次，用5%葡萄糖注射液或0.9%氯化钠注射液稀释至250 ～ 500ml后应用。14天为一疗程，或遵医嘱。

【不良反应】 ① 过敏反应 皮肤潮红、皮疹、瘙痒、呼吸困难、憋气、心悸、发绀、血压下降、过敏性休克等，极罕见曾使用过本品的患者再次使用时或在连续使用过程中出现迟发性严重过敏反应。

② 全身性反应 畏寒、寒战、发热、乏力、疼痛、颤抖、过敏性休克等。

③ 呼吸系统 呼吸急促、憋气、咳嗽、呼吸困难等。

④ 心血管系统 发绀、心悸、胸闷、心律失常、心区不适、血压下降等。

⑤ 消化系统　恶心、呕吐、腹痛、腹泻等。

⑥ 神经精神系统　头晕、头痛、头胀、眩晕、抽搐、烦躁等。

⑦ 皮肤及其附件　荨麻疹、丘疹、红斑疹、多汗、局部皮肤反应等。

⑧ 用药部位　皮疹、疼痛、麻木、静脉炎等。

⑨ 其他　水肿等。

【禁忌】 ① 对本品或含有抱茎苦荬菜制剂过敏或有严重不良反应病史者禁用，过敏体质者禁用。

② 严重肝肾损害、心力衰竭及其他严重器质性病患者禁用。

③ 近期出血或有出血倾向者禁用。

【注意事项】 ① 严格按照药品说明书规定的功能主治使用，禁止超功能主治用药。

② 严格掌握用法用量。按照药品说明书推荐剂量及疗程使用药品。不得超剂量、超浓度、过快滴注和长期连续用药。

③ 用药前应仔细询问患者情况、用药史和过敏史。肝肾功能异常者、低血压患者、老年人、哺乳期妇女、初次使用中药注射剂的患者应慎重使用，如确需使用请遵医嘱，并加强监护。

④ 静脉滴注时滴速以每分钟40～60滴为宜。高龄患者日使用量应不超过20ml，滴速以每分钟不超过40滴为宜。

⑤ 目前尚无儿童应用本品的系统研究资料，不建议儿童使用。

⑥ 本品应在临床监护下使用，用药期间密切观察患者病情。

脉络宁注射液^[独] Mailuoning Zhusheye

【成分】 牛膝、玄参、石斛、金银花、山银花（灰毡毛忍冬）；辅料：聚山梨酯80。

【性状】 本品为黄棕色至红棕色的澄明液体。

【功能主治】 清热养阴，活血化瘀。用于血栓闭塞性脉管炎、动脉硬化性闭塞症、脑血栓形成及后遗症、静脉血栓形成等病。

【规格】 10ml。

【pH 值】 6.0 ~ 7.5

【用法用量】 静滴　一次 10 ~ 20ml，一日 1 次，加入 5% 葡萄糖注射液或 0.9% 氯化钠注射液 250 ~ 500ml 中滴注，一日 1 次，10 ~ 14 天为一个疗程，重症患者可连续使用 2 ~ 3 个疗程。

【不良反应】 ① 全身性反应　寒战、发热、过敏性休克等。

② 呼吸系统　呼吸困难、憋气、喉头水肿等。

③ 心血管系统　胸闷、心悸、发绀、低血压、高血压等。

④ 消化系统　恶心等。

⑤ 神经精神系统　头晕、头痛等。

⑥ 皮肤及附件　潮红、瘙痒、皮疹等。

【禁忌】　① 有过敏史或过敏体质者禁用。

② 妊娠妇女禁用。

【注意事项】　① 本品应在医生指导下使用，用药前应仔细询问患者的过敏史。

② 有哮喘病史者慎用。

③ 用药过程中应缓慢滴注，临床使用应以20 ~ 40滴/分为宜，同时密切观察用药反应，特别是对初次用药的患者及初始用药30分钟内，之后也应注意巡视。

④ 临床使用发现不良反应时，应立即停药，停药后症状可自行消失或酌情给予对症治疗。

肾康注射液[独] Shenkang Zhusheye

【成分】 大黄、丹参、红花、黄芪。

【性状】 本品为黄棕色澄明液体。

【功能主治】 降逆泄浊，益气活血，通腑利湿。适用于慢性肾衰竭；属湿浊血瘀证，症见恶心呕吐、口中黏腻、面色晦暗、身重困倦、腰痛、纳呆、腹胀、肌肤甲错、肢体麻木、舌质紫暗或有瘀点、舌苔厚腻、脉涩或细涩。

【规格】 20ml。

【pH值】 5.0 ~ 7.0

【用法用量】 静滴 一次100ml（5支），一日1次，使用时用10%葡萄糖注射液300ml稀释。每分钟20 ~ 30滴，疗程4周。

【不良反应】 ① 全身性反应 寒战、畏寒、发热、疼痛、乏力、过敏样反应等。

　　② 呼吸系统　胸闷、呼吸困难、呼吸急促、咳嗽等。

　　③ 心血管系统　心悸、潮红、血压升高、心动过速等。

　　④ 消化系统　恶心、呕吐、腹痛、腹泻、腹胀、口干、胃不适等。

　　⑤ 神经精神系统　头晕、头痛等。

　　⑥ 皮肤及其附件　皮疹、瘙痒、多汗、皮肤发红等。

　　⑦ 用药部位　疼痛、静脉炎等。

　　【禁忌】　① 对本品或含有大黄、丹参、红花、黄芪制剂过敏或有严重不良反应史者禁用。

　　② 过敏体质者禁用。

　　③ 有内出血倾向者禁用。

　　④ 妊娠及哺乳期妇女禁用。

　　【注意事项】　① 谨遵医嘱，严格按照说明书功能主治使用。

② 严格掌握用法用量。按照药品说明书推荐的剂量、疗程和溶剂使用药品。不得超剂量、过快滴注和长期连续使用。除按【用法用量】使用外，还可用肾康注射液60 ～ 100ml，按每20ml药液加入10%葡萄糖注射液20 ～ 40ml稀释后使用；高血糖患者按每20ml药液加入5%葡萄糖注射液(或0.9%氯化钠注射液)40 ～ 60ml稀释后使用或遵医嘱。

③ 用药前应仔细询问患者情况、用药史和过敏史。急性心功能衰竭者、高血钾危象者、老年人、初次使用中药注射剂的患者应慎重使用，如确需使用请遵医嘱，并加强监护。

④ 目前尚无儿童应用本品的系统研究资料，不建议儿童使用。

舒血宁注射液 Shuxuening Zhusheye

【警告】 本品不良反应包括过敏性休克，应在有抢救条件的医疗机构使用，使用者应是具备治疗过敏性休克等严重过敏反应资质或接受过过敏性休克抢救培训的医师，用药后出现过敏反应或其他严重不良反应，须立即停药并及时救治。

【成分】 ［神威药业］本品为银杏叶或银杏叶提取物经加工制成的灭菌水溶液；辅料：山梨醇、95％乙醇、甲硫氨酸。

［上海新先锋药业］本品为银杏叶经提取制成的灭菌水溶液；辅料：95％乙醇、葡萄糖、亚硫酸氢钠。

［北京华润高科］银杏叶提取物；辅料：葡萄糖、乙醇。

［通化谷红］本品成分为银杏叶提取物；辅料：丙二醇、乙醇、山梨醇、依地酸二钠。

［山西太原药业］本品为银杏叶经提取制成的灭菌水溶液；辅料：丙二醇、焦亚硫酸钠、枸橼酸钠。

［山西振东泰盛］本品为银杏叶提取物经加工制成的灭菌水溶液；辅料：无水葡萄糖、丙二醇。

［朗致集团万荣］本品为银杏叶经提取制成的灭菌水溶液；辅料：乙醇、维生素C。

［黑龙江珍宝岛］本品为银杏叶经加工制成的灭菌水溶液；辅料：乙醇、山梨醇。

［石药银湖］本品为银杏叶或银杏叶提取物经加工制成的灭菌水溶液；辅料：乙醇、维生素C。

【性状】 本品为黄色的澄明液体。

【功能主治】 扩张血管，改善微循环。用于缺血性心脑血管疾病、冠心病、心绞痛、脑栓塞、脑血管痉挛等。

【规格】 2ml，折合银杏叶提取物为7.0mg（含总黄酮醇苷1.68mg；含银杏内酯0.28mg）；5ml，折合银杏叶提取物为17.5mg（含总黄酮醇苷4.2mg；含银杏内酯0.70mg）。

【pH值】 4.5 ~ 5.8

【用法用量】 肌注 一次2 ~ 4ml，一日1 ~ 2次。

静滴 每日20ml，用5%葡萄糖注射液稀释250ml或500ml后使用，或遵医嘱。

【不良反应】 ① 过敏反应 潮红、皮疹、瘙痒、荨麻疹、过敏性皮炎、血管神经性水肿、喉头水肿、呼吸困难、哮喘、憋气、心悸、发绀、血压下降、过敏性休克等。

② 全身性反应 寒战、高热、发热、疼痛、多汗、昏迷、过敏性休克等。

③ 呼吸系统 呼吸急促、咳嗽、呼吸困难、哮喘、憋气、喉头水

肿等。

④ 心血管系统 心悸、胸闷、发绀、心率加快、血压升高等。

⑤ 消化系统 口干、食欲减退、恶心、呕吐、胃肠道不适、腹胀、腹痛、腹泻、便秘、肝功能异常（如转氨酶上升）等，有消化道出血病例报告。

⑥ 血液系统 皮下出血点及瘀斑、过敏性紫癜，与其他抗血小板或抗凝药合用时，有颅内出血的病例报告。

⑦ 神经精神系统 头晕、头痛、抽搐、震颤、失眠等。

⑧ 皮肤及其附件 潮红、皮疹、瘙痒、荨麻疹、过敏性皮炎等。

⑨ 其他 眼内出血、血尿、血管神经性水肿、静脉炎等。

【禁忌】 ① 对本品或含有银杏叶（银杏提取物）制剂及成分中所列辅料过敏或严重不良反应病史者禁用。

② 新生儿、婴幼儿禁用。

【**注意事项**】　① 严格按照药品说明书规定的功能主治使用，禁止超功能主治用药。

② 严格掌握用法用量。按照药品说明书推荐剂量使用药品，不得超剂量和长期连续用药。

③ 到目前为止，已确认本品不能与氨茶碱、阿昔洛韦、注射用奥美拉唑钠配伍使用。

④ 用药前应仔细询问患者情况、用药史和过敏史。过敏体质者、心力衰竭者、严重心脏疾患者、肝肾功能异常者、凝血机制或血小板功能障碍者、有出血倾向者、初次使用中药注射剂的患者应慎重使用，如确需使用请遵医嘱，并加强监护。

⑤ 不建议妊娠妇女使用此药。目前尚无儿童应用本品的系统研究资料，不建议儿童使用。老年人、哺乳期妇女应慎重使用，如确需使用，应遵医嘱。特殊人群用药应加强监护。

⑥ 药品与稀释液配药后，应坚持即配即用，不宜长时间放置。静脉滴注时，必须稀释以后使用。严格控制滴速和用药剂量。建议滴速小于40滴/分，一般控制在15 ~ 30滴/分。首次用药，宜选用小剂量，慢速滴注。

⑦ 禁止使用静脉推注的方法给药。

⑧ 监测数据和文献显示，银杏叶/银杏叶提取物制剂可引起出血不良反应，建议凝血机制或血小板功能障碍者、有出血倾向者慎用；本品与抗凝药或抗血小板药等可能增加出血风险的药物同时使用时应加强监护。

⑨ 监测数据显示，有与本品有关的肝功能不全病例报告，建议在临床使用过程中加强肝功能监测。

疏血通注射液[独] Shuxuetong Zhusheye

【警告】 ① 本品不良反应包括过敏性休克，应在有抢救条件的医疗机构使用，使用者应接受过过敏性休克抢救培训，用药后出现过敏反应或其他严重不良反应须立即停药并及时救治。

② 有过敏史及过敏性疾病史者禁用。

③ 有出血倾向者禁用。

④ 无瘀血证者禁用。

⑤ 妊娠妇女禁用。

【成分】 水蛭、地龙。

【性状】 本品为黄色的澄明溶液。

【功能主治】 活血化瘀，通经活络。用于瘀血阻络所致的中风中经络急性期，症见半身不遂、口舌歪斜、言语謇涩；急性期脑梗死见上述证候者。

【规格】 2ml。

【pH值】 5.0 ～ 6.0

【用法用量】 静滴 每日6ml或遵医嘱，加入5%葡萄糖注射液或0.9%氯化钠注射液250 ～ 500ml中，缓慢滴入。

【不良反应】 ① 过敏反应 全身皮肤潮红、皮疹、瘙痒、荨麻疹、喉头水肿、呼吸困难、憋气、心悸、血压下降、过敏性休克等。

② 全身性反应 寒战、发热、高热、畏寒、乏力、过敏性休克等。

③ 呼吸系统 胸闷、呼吸困难、呼吸急促、咳嗽、憋气、喉头水肿等。

④ 心血管系统 发绀、心悸、血压下降等。

⑤ 消化系统 恶心、呕吐、腹痛、腹泻、胃肠道出血等。

⑥ 血液系统 紫癜、皮下出血、凝血酶原时间异常、血小板减少等。

⑦ 神经精神系统　头晕、头痛、抽搐等。

⑧ 皮肤及其附件　皮疹、荨麻疹、斑丘疹、红斑、瘙痒、多汗等。

⑨ 其他　血尿、结膜出血、眼底出血等。

【禁忌】 ① 有过敏史及过敏性疾病史者禁用。

② 有出血倾向者禁用。

③ 无瘀血证者禁用。

④ 妊娠妇女禁用。

【注意事项】 ① 用药前应仔细询问患者用药史和过敏史。

② 药品稀释后应即配即用，不宜长时间放置。

③ 根据文献报道，对老年人、肝肾功能异常者和初次使用、超过日剂量12ml的患者应慎重使用，加强监护。

④ 严格掌握用法用量。按照药品说明书推荐剂量使用药品。不得超剂量、过快滴注和长期连续用药。

⑤ 本品与可能增加出血风险的溶栓药、抗凝药与抗血小板药合并使用时，临床应谨慎合并用药并加强监护。

香丹注射液　Xiangdan Zhusheye

【警告】　本品不良反应包括过敏性休克，应在有抢救条件的医疗机构使用，用药后出现过敏反应或其他严重不良反应，应立即停药并及时救治。

【成分】　丹参、降香；辅料：聚山梨酯80。

【性状】　本品为棕色的澄明液体。

【功能主治】　扩张血管，增进冠状动脉血流量。用于心绞痛，亦可用于心肌梗死等。

【规格】　2ml；10ml；20ml。

【pH值】　5.0 ~ 7.0

【用法用量】　肌注　一次2ml，一日1 ~ 2次。

静滴　一次10 ~ 20ml，用5%或10%葡萄糖注射液250 ~ 500ml稀

释后使用，或遵医嘱。

【**不良反应**】 ① 全身性反应　发热、寒战、过敏性休克等。

② 呼吸系统　呼吸困难、胸闷、咳嗽、喘憋、喉头水肿等。

③ 心血管系统　发绀、心悸等。

④ 消化系统　恶心、呕吐等。

⑤ 神经精神系统　头晕、头痛、晕厥等。

⑥ 皮肤及其附件　皮疹、瘙痒等。

【**禁忌**】 ① 对本品或含有丹参、降香制剂有过敏或严重不良反应病史者禁用。

② 本品含有聚山梨酯80，对聚山梨酯80类制剂过敏者禁用。

③ 月经期及有出血倾向者禁用。

④ 新生儿、婴幼儿禁用。

⑤ 妊娠及哺乳期妇女禁用。

【注意事项】 ① 严格按照药品说明书规定的功能主治使用，禁止超功能主治用药。

② 严格掌握用法用量及疗程。按照药品说明书推荐剂量、疗程使用药品。不超剂量和长期连续用药。

③ 用药前应仔细询问患者用药史和过敏史，对过敏体质者慎用。

④ 药品稀释应严格按照说明书的要求配制，不得随意改变稀释液的种类，稀释浓度和稀释溶液用量。配药后应坚持即配即用，不宜长时间放置。

⑤ 对老年人、儿童、肝肾功能异常者等特殊人群和初次使用中药注射剂的患者应慎重使用，加强监护。对长期使用的，在每个疗程间要有一定的时间间隔。

⑥ 在治疗期间，心绞痛持续发作，宜加用硝酸酯类药。若出现剧烈心绞痛，心肌梗死，应及时急诊救治。

⑦ 根据中药配伍禁忌"十八反、十九畏"，藜芦反丹参，所以本品不能与藜芦配伍使用。

⑧ 本品不能与抗癌药、细胞色素 C、止血药、抗酸药、抗过敏药、阿托品、维生素 B_1、维生素 B_6、麻黄碱、丁胺卡那、利尿合剂、洛贝林、士的宁、雄性激素联合使用。根据现有临床使用文献资料，与喹诺酮类、氨基糖苷类、盐酸氨溴索、利多卡因、异丙嗪、盐酸川芎嗪、罂粟碱、肌酐、注射用甲磺酸酚妥拉明、注射用阿奇霉素、培氟沙星、注射用去甲万古霉素、5%碳酸氢钠、低分子右旋糖酐注射液、羟乙基淀粉注射液等具有抗原性的大分子物质存在配伍禁忌，不能联合应用。不明配伍禁忌时，应避免中药注射剂和化学药物、抗生素的联合使用，尤其不能与青霉素类高敏类药物合并使用。

⑨ 除按【用法用量】使用外，还可以用0.9%氯化钠注射液配伍使用。

⑩ 本品一般不与其他药物同时滴注，以免发生不良反应。

血塞通注射液 Xuesaitong Zhusheye

【警告】 ① 本品不良反应包括过敏性休克，应在有抢救条件的医疗机构使用，使用者应接受过过敏性休克抢救培训，用药后出现过敏反应或其他严重不良反应须立即停药并及时救治。

② 人参、三七过敏者禁用。

③ 出血性疾病急性期禁用。

④ 儿童禁用。

【成分】 三七总皂苷；辅料：氯化钠。

【性状】 本品为淡黄色或黄色的澄明液体。

【功能主治】 活血祛瘀，通脉活络。用于中风偏瘫，瘀血阻络证；动脉粥样硬化性血栓性脑梗死、脑栓塞、视网膜中央静脉阻塞见瘀血阻络证者。

【规格】 2ml ： 100mg ；2ml ： 200mg ；5ml ： 250mg ；10ml ： 250mg ；20ml ： 400mg。

【pH值】 5.0 ～ 7.0

【用法用量】 **肌注** 一次100mg，一日1 ～ 2次。

静滴 一次200 ～ 400mg，一日1次，用5%或10%葡萄糖注射液250 ～ 500ml稀释后，缓缓滴注。

【不良反应】 ① 全身性反应。发热、寒战、过敏性休克等。

② 呼吸系统。咽干、呼吸急促、哮喘、呼吸困难、喉头水肿等。

③ 心血管系统。胸闷、心悸、心动过速、发绀、血压升高或下降等。

④ 消化系统。恶心、呕吐、肝功能异常等。

⑤ 神经精神系统。头晕、头痛、抽搐、震颤等。

⑥ 皮肤及其附件。潮红、皮疹、瘙痒、剥脱性皮炎等。

⑦ 其他。血尿、急性肾功能衰竭等。

【**禁忌**】 ① 对本品、人参、三七过敏者禁用。

② 出血性疾病急性期禁用。

③ 儿童禁用。

【**注意事项**】 ① 严格按照药品说明书规定的功能主治使用，禁止超功能主治范围用药。

② 严格掌握用法用量。按照药品说明书推荐剂量、调配要求用药，不得超剂量、过快滴注或长期连续用药。

③ 肌内注射若出现疼痛、肿块时，应改为静脉滴注。

④ 颜面皮肤潮红，轻微头胀痛不影响本品的使用；偶有轻微皮疹出现，可继续使用。

⑤ 糖尿病患者可用0.9%氯化钠注射液代替葡萄糖注射液稀释后使用。

⑥ 有出血倾向者、妊娠妇女、月经期妇女、过敏体质者、肝肾功

能不全者以及初次使用中药注射剂的患者应谨慎使用，加强监护。

⑦ 阴虚阳亢或肝阳化风者，不宜单独使用本品。

⑧ 心痛剧烈及持续时间长者，应做心电图及心肌酶学检查，并采取相应的医疗措施。

血栓通注射液　Xueshuantong Zhusheye

【警告】　本品不良反应包括过敏性休克，应在有抢救条件的医疗机构使用，使用者应接受过过敏性休克抢救培训，用药后出现过敏反应或其他严重不良反应须立即停药并及时救治。

【成分】　三七总皂苷；辅料：[丽珠集团利民、哈尔滨圣泰、广西梧州]氯化钠、枸橼酸钠；[广东雷允上]氯化钠、氢氧化钠或盐酸。

【性状】　本品为近无色至淡黄色的澄明液体。

【功能主治】　活血祛瘀；扩张血管，改善血液循环。用于视网膜中央静脉阻塞、脑血管病后遗症、内眼病、眼前房出血等。

【规格】　2ml ： 70mg（三七总皂苷）；5ml ： 175mg（三七总皂苷）。

【pH值】　5.0 ～ 7.0

【用法用量】　肌注　一次2 ～ 5ml，一日1 ～ 2次。

静滴 一次 2 ~ 5ml，用 10% 葡萄糖注射液 250 ~ 500ml 稀释后使用。

静注 一次 2 ~ 5ml，一日 1 ~ 2 次，用 0.9% 氯化钠注射液 20 ~ 40ml 稀释后使用。

理疗 一次 2ml，加灭菌注射用水 3ml，从负极导入。

【不良反应】 ① 全身性反应　发热、寒战、过敏性休克等。

② 呼吸系统　咽干、呼吸急促、哮喘、呼吸困难、喉头水肿等。

③ 心血管系统　胸闷、心悸、心动过速、发绀、血压升高或下降等。

④ 消化系统　恶心、呕吐、肝功能异常等。

⑤ 神经精神系统　头晕、头痛、抽搐、震颤等。

⑥ 皮肤及其附件　潮红、皮疹、瘙痒、剥脱性皮炎等。

⑦ 其他　血尿、急性肾功能衰竭等。

【禁忌】 ① 对本品、人参、三七过敏者禁用。

② 出血性疾病急性期禁用。

③ 儿童禁用。

【注意事项】 ① 严格按照药品说明书规定的功能主治使用，禁止超功能主治范围用药。

② 严格掌握用法用量。按照药品说明书推荐剂量、调配要求用药，不得超剂量、过快滴注或长期连续用药。

③ 与降纤酶联合应用时，患者可能出现皮下出血点，且对凝血时间、纤维蛋白原、血小板均有显著影响。

④ 肌内注射若出现疼痛、肿块时，应改为静脉滴注。

⑤ 颜面皮肤潮红，轻微头胀痛不影响本品的使用；偶有轻微皮疹出现，可继续使用。

⑥ 糖尿病患者可用0.9%氯化钠注射液代替葡萄糖注射液稀释后使用。

⑦ 有出血倾向者、妊娠妇女、月经期妇女、过敏体质者、肝肾功

能不全者以及初次使用中药注射剂的患者应谨慎使用，加强监护。

⑧ 阴虚阳亢或肝阳化风者，不宜单独使用本品。

⑨ 心痛剧烈及持续时间长者，应做心电图及心肌酶学检查，并采取相应的医疗措施。

益母草注射液[独] Yimucao Zhusheye

【警告】 ① 本品不良反应包括过敏性休克，应在有抢救条件的医疗机构使用，使用者应接受过敏性抢救培训，用药后出现过敏反应或其他严重不良反应须立即停药并及时救治。

② 本品严禁用于静脉给药。

③ 本品含苯甲醇，禁止用于儿童肌内注射。

【成分】 益母草总生物碱；辅料：苯甲醇。

【性状】 本品为无色的澄明液体。

【功能主治】 子宫收缩药。用于止血、调经。

【规格】 1ml。

【pH值】 4.5 ~ 5.5

【用法用量】 肌注 一次1 ~ 2ml，一日1 ~ 2次。

【不良反应】 ① 过敏反应　皮肤潮红、皮疹、瘙痒、眼睑水肿、呼吸困难、血压下降、过敏性休克等。

② 全身性反应　畏寒、寒战、发热、高热、疼痛、乏力、全身不适、过敏性休克等。

③ 呼吸系统　咳嗽、呼吸急促、呼吸困难等。

④ 心血管系统　心悸、胸闷、心动过速、血压下降等。

⑤ 消化系统　恶心、呕吐、腹痛、腹泻、上腹不适等。

⑥ 神经精神系统　头晕、头痛、眩晕等。

⑦ 皮肤及其附件　斑丘疹、荨麻疹、红斑疹、皮肤黏膜充血、多汗等。

⑧ 用药部位　疼痛、红肿、硬结、皮疹、瘙痒等。

⑨ 其他　腰痛、肌肉痉挛等。

【禁忌】 ① 对本品或含有益母草制剂及成分中所列辅料过敏或有

严重不良反应病史者禁用。

②胎儿未排出前禁用，妊娠妇女禁用。

③本品含苯甲醇，禁止用于儿童肌内注射。

【注意事项】 ①严格按照药品说明书规定的功能主治使用，禁止超功能主治用药。

②严格掌握用法用量。按照药品说明书推荐剂量使用药品。不得超剂量和长期连续用药。

③用药前应仔细询问患者情况、用药史和过敏史。过敏体质者、肝肾功能异常者、老年人、哺乳期妇女等特殊人群及初次使用中药注射剂的患者应谨慎使用，如确需使用请遵医嘱，并加强监护。

银杏二萜内酯葡胺注射液[独] Yinxing Ertieneizhi Pu'an Zhusheye

【警告】　① 虽然本品在上市前的临床试验中未出现过敏性休克的病例，但仍应在有抢救条件的医疗机构使用，使用者应是具备治疗过敏性休克等严重过敏反应的资质或曾接受过过敏性休克抢救培训的医师，用药期间应注意密切观察，出现过敏反应等严重不良反应者应立即停药并及时进行救治。

② 应严格按规定的用量和滴速的要求执行。

【成分】　主要成分为银杏内酯A、银杏内酯B、银杏内酯K等；辅料：葡甲胺、柠檬酸、氯化钠。

【性状】　本品为无色至微黄色的澄明溶液。

【功能主治】　活血通络。用于中风病中经络（轻中度脑梗死）恢复期痰瘀阻络证，症见半身不遂、口舌歪斜、言语謇涩、肢体麻木等。

【规格】 5ml（含银杏二萜内酯25mg）。

【pH值】 8.0～9.0

【用法用量】 静滴 一次1支（25mg），一日1次。临用前，将药物缓缓加入0.9％氯化钠注射液250ml中稀释，缓慢静滴，用药期间请严格控制滴速，首次使用时滴速应控制为每分钟10～15滴，观察30分钟无不适者，可适当增加滴速，但应逐渐提高滴速到不高于每分钟30滴。疗程为14天。

【不良反应】 ① 全身性反应 寒战、发热等。

② 心血管系统 口唇、发绀、心慌等，可出现血压波动，以血压降低为主。

③ 消化系统 腹泻，ALT、AST升高等。

④ 神经精神系统 头晕、头昏、眼花、头痛、疲倦思睡，睡眠增多、下肢抖动、协调功能异常等。

⑤ 皮肤及其附件　面部红色点状皮疹等。

⑥ 其他　背痛、颈胀、后枕部不适、小便量多、夜尿增多等。

【禁忌】　① 对本品或银杏类制剂有过敏或严重不良反应病史者禁用。

② 过敏体质者禁用。

③ 本品含有葡甲胺，对葡甲胺及葡甲胺类制剂过敏者禁用。

④ 合并有出血性疾病或有出血倾向者，有下肢静脉血栓形成者禁用。

⑤ 妊娠及哺乳期妇女禁用。

【注意事项】　① 用药前应仔细询问患者用药史和过敏史，过敏体质者禁用。

② 药品稀释应该严格按照说明书的要求配制，不得随意改变稀释液的种类、稀释浓度和稀释溶液用量，不得使用葡萄糖类溶液稀释，

配药后应坚持即配即用，不宜长时间放置。

③ 严格掌握用法用量及疗程。按照药品说明书推荐剂量、给药速率、疗程使用，不得超剂量，过快滴注和超过疗程规定的连续用药。由于临床试验结果显示，部分不良反应的发生可能与药物滴速过快有关。因此，需要严格控制滴速，滴速不宜超过每分钟30滴。

④ 用药后出现轻度头晕、头昏、头痛者，可降低滴速，症状有可能减轻或缓解。

⑤ 合并有严重心、肝、肾疾病者、体质虚弱的老年人以及合并感染者慎用。

⑥ 有1例患者临床试验全部完成后的第2天突然出现急性肺栓塞死亡，尚无证据表明该患者的死亡与试验用药有关。

⑦ 用药期间，应注意血压的检测，应定期检查肝功能。

⑧ 本品未完成全部的生殖毒性试验、未观察对子代的影响，有生

育要求者慎用。

⑨ 本品尚未在妊娠妇女及哺乳期妇女、儿童以及70岁以上的老年人中进行过临床试验，因此，在妊娠妇女及哺乳期妇女、儿童以及70岁以上的老年人中有效性和安全性用药无法确定。

银杏内酯注射液[独] Yinxingneizhi Zhusheye

【警告】 虽然本品在上市前的临床试验中未出现过敏性休克的病例，但仍应在有抢救条件的医疗机构使用，使用者应是具备治疗过敏性休克等严重过敏反应的资质或曾接受过过敏性休克抢救培训的医师，用药后出现过敏反应等严重不良反应者应须立即停药并及时进行救治。

【成分】 主要成分为白果内酯、银杏内酯A、银杏内酯B和银杏内酯C等；辅料：甘油、乙醇。

【性状】 本品为无色或浅黄色澄明液体。

【功能主治】 活血化瘀，通经活络。用于中风病中经络（轻中度脑梗死）恢复期瘀血阻络证，症见半身不遂、口舌歪斜、言语蹇涩、肢体麻木等。

【规格】 2ml（含萜类内酯10mg）。

【pH值】　3.0 ～ 4.5

【用法用量】　静滴　一次5支（10ml），临用前将药物缓缓加入0.9%氯化钠注射液250ml或5%葡萄糖注射液250ml中稀释，缓慢静滴，一日1次，用药期间需严格控制滴速，滴速不高于每分钟40 ～ 60滴，疗程为14天。

【不良反应】　① 少数患者用药后可出现轻度眩晕、头痛、眼发涩发干、恶心、呕吐、胃脘胀满等。

② 个别患者用药后可出现中度面潮红、面唇发麻等。

【禁忌】　① 对本品或银杏类制剂有过敏或严重不良反应病史者禁用。

② 本品含有乙醇、甘油，对乙醇、甘油过敏者禁用。

③ 妊娠及哺乳期妇女禁用。

【注意事项】　① 用药前应仔细询问患者用药史和过敏史，过敏体质者慎用。

② 药品稀释应该严格按照要求配制，不得随意改变稀释浓度和稀释溶液用量，配药后应坚持即配即用，不宜长期放置。

③ 严格掌握用法用量及疗程。按照药品说明书推荐剂量、滴速、疗程使用药品。不得超剂量、过快滴注和长期连续用药，滴速不得超过每分钟60滴。

④ 用药后出现轻度眩晕、头痛或局部疼痛者，可降低滴速，症状有可能减轻或缓解。

⑤ 对乙醇耐性差者、合并有严重心、肝、肾疾病者、有出血倾向者慎用。

⑥ 现有的临床试验支持仅14天用药的安全性。

⑦ 本品尚未在妊娠及哺乳期妇女、儿童以及75岁以上的老年人中进行过临床试验，因此，在妊娠及哺乳期妇女、儿童以及75岁以上的老年人中有效性和安全性用药无法确定。

注射用丹参（冻干）[独] Zhusheyong Danshen（Donggan）

【警告】 ① 本品不良反应可见严重过敏反应（包括过敏性休克），应在有抢救条件的医疗机构使用，使用者应接受过相关抢救培训，用药后出现过敏反应或其他严重不良反应须立即停药并及时救治。

② 本品请勿静脉注射。

③ 溶解不完全时请勿使用。

【成分】 丹参。

【性状】 本品为棕黄色至棕褐色的粉末；具引湿性。

【功能主治】 活血通脉。用于胸痹血瘀证，症见胸部刺痛、绞痛，痛有定处，或自心悸；冠心病、心绞痛见上述证候者。

【规格】 400mg。

【pH值】 6.0 ～ 7.0

　　【用法用量】　静滴　一次1支（400mg），一日1次，临用前先用适量灭菌注射用水、0.9%氯化钠注射液或5%葡萄糖注射液充分溶解，再用0.9%氯化钠注射液或5%葡萄糖注射液500ml稀释，或遵医嘱。

　　【不良反应】　① 过敏反应　皮肤潮红或苍白、皮疹、瘙痒、寒战、喉头水肿、呼吸困难、心悸、血压下降、过敏性休克等。

　　② 全身性反应　畏寒、寒战、发热甚至高热、乏力、身痛、过敏性休克等。

　　③ 呼吸系统　咳嗽、咽喉不适、憋气、呼吸困难、喉头水肿等。

　　④ 心血管系统　心悸、胸闷、憋气、发绀、心律失常、血压升高或下降等。

　　⑤ 消化系统　恶心、呕吐、腹痛、腹胀、口干等。

　　⑥ 神经精神系统　头晕、头痛、抽搐、震颤、局部或周身麻木等。

　　⑦ 皮肤及其附件　皮疹（包括红斑、丘疹、风团等）、瘙痒、面色

苍白、多汗、局部皮肤反应等。

⑧ 用药部位　潮红、疼痛等。

⑨ 其他　视觉异常、水肿、面部不适、紫癜等。

【禁忌】　① 对本类药物过敏或有严重不良反应病史者禁用。

② 有出血倾向者禁用。

③ 新生儿、婴幼儿禁用。

④ 妊娠妇女禁用。

【注意事项】　① 严格掌握功能主治、辨证用药。严格按照药品说明书规定的功能主治使用，禁止超功能主治用药。

② 严格掌握用法用量。按照药品说明书推荐剂量及要求用药，严格控制滴速和用药剂量，尤其注意不得超剂量、过快滴注和长期连续用药。

③ 本品请勿静脉注射，溶解不完全时请勿使用。

④ 用药前应仔细询问患者情况、用药史和过敏史。过敏体质者、对有其他药物过敏史者、肝肾功能异常者、老年人等特殊人群以及初次使用中药注射剂的患者应慎重使用，如确需使用，应加强监护。

⑤ 本品不宜与中药藜芦及其制剂同时使用。

注射用丹参多酚酸 [独] Zhusheyong Danshen Duofensuan

【警告】 虽然本品在上市前的临床试验中未出现过敏性休克的病例，但仍应在有抢救条件的医疗机构使用，使用者应是具备治疗过敏性休克等严重过敏反应的资质或曾接受过敏性休克抢救培训的医师。用药后出现过敏反应等严重不良反应者应立即停药并及时进行救治。

【成分】 丹参多酚酸；辅料：甘露醇。

【性状】 本品为浅棕色至棕色的粉末或疏松状物；有引湿性。

【功能主治】 活血通络。用于中风病中经络（轻中度脑梗死）恢复期瘀血阻络证，症见半身不遂、口舌歪斜、舌强言謇、偏身麻木等症状。

【规格】 0.13g（含丹参多酚酸100mg）。

【pH值】 5.0 ～ 6.5

【用法用量】 静滴 一次1支（100mg），一日1次，临用前，先用适量0.9%氯化钠注射液溶解，再用0.9%氯化钠注射液250ml稀释，一日1次；用药期间需严格控制滴速，不高于每分钟40滴。疗程14天。

【不良反应】 ① 过敏反应 个别患者用药后出现局部皮疹、红斑、瘙痒或皮肤潮红、面红、出汗等，出现相关症状应及时停药观察。

② 少数患者用药后出现眼胀、头胀、头痛、头晕等症状。

③ 544例患者中有1例用药后出现自觉全身发热，但体温未见升高。

④ 少数患者用药后出现肝功能（ALT）、心肌酶（CK、CK-MB）等指标升高。

⑤ 少数患者用药后出现血压的波动（降低或升高）。

【禁忌】 ① 对本品或丹参类药物有过敏史或者有严重不良反应史者禁用。

② 妊娠及哺乳期妇女禁用。

【注意事项】 ① 用药前应仔细询问患者用药史和过敏史，过敏体质者或有过敏病史、哮喘病史、肺功能不全者慎用。

② 药品的稀释应严格按要求配制，不得改变稀释溶液种类、用量和稀释浓度，配药后立即使用。

③ 本品尚无与其他注射剂混合使用的安全性和有效性信息，本品应单独使用，禁止与其他注射剂混合滴注。本品尚无与其他药物联合使用的安全性和有效性信息，谨慎联合用药。

④ 严格按说明书规定的剂量、给药速率、用量疗程使用，不得过快滴注以及超剂量、超疗程用药。

⑤ 合并心、肝、肾等严重疾病者慎用。

⑥ 有出血倾向者慎用。

⑦ 用药期间应定期复查肝功能（ALT 等）、肾功能（BUN、SCr）、心电图、心肌酶（CK、CK-MB）等。

⑧ 本品不宜与含藜芦的药品同用。

⑨ 本品临床试验患者的年龄为30 ~ 70岁、尚未在妊娠及哺乳期妇女、儿童以及70岁以上的老年人中进行过临床试验，因此，在妊娠及哺乳期妇女、儿童以及70岁以上的老年人中用药的有效性和安全性无法确定。

注射用丹参多酚酸盐 [独]　Zhusheyong Danshen Duofensuan Yan

【警告】　本品有过敏性休克的病例报告，应在有抢救条件的医疗机构使用，使用者应接受过过敏性休克抢救培训，用药后出现过敏反应或其他严重不良反应须立即停药并及时救治。

【成分】　丹参多酚酸盐。

【性状】　本品为浅棕色疏松块状物，味微苦，微涩。

【功能主治】　活血，化瘀，通脉。用于冠心病稳定型心绞痛，分级为Ⅰ、Ⅱ级，心绞痛症状表现为轻、中度，中医辨证为心血瘀阻证者，症见胸痛、胸闷、心悸。

【规格】　50mg（含丹参乙酸镁40mg）；100mg（含丹参乙酸镁80mg）；200mg（含丹参乙酸镁160mg）。

【pH值】　4.0 ~ 6.0

【用法用量】 静滴 一次200mg，一日1次，用5%葡萄糖注射液或0.9%氯化钠注射液250～500ml溶解后使用。疗程2周。

【不良反应】 ① 过敏反应 皮疹、瘙痒、全身皮肤潮红、呼吸困难、憋气、心悸、血压下降、过敏性休克等。

② 全身性反应 畏寒、寒战、发热、乏力、疼痛、颤抖、过敏性休克等。

③ 呼吸系统 呼吸困难、憋气、呼吸急促等。

④ 心血管系统 发绀、心悸、胸闷、心律失常、血压升高等。

⑤ 消化系统 呕吐、恶心、腹痛、腹胀、腹泻、肝脏功能异常（如转氨酶升高）等。

⑥ 神经精神系统 头晕、头痛、头胀痛、麻木等。

⑦ 皮肤及其附件 荨麻疹、斑丘疹、红斑疹、多汗等。

⑧ 用药部位 疼痛、麻木、静脉炎等。

⑨ 其他　面部水肿等。

【禁忌】　① 对本品或含有丹参类药物有过敏史或有严重不良反应病史者禁用。

② 妊娠妇女禁用。

【注意事项】　① 严格按照药品说明书规定的功能主治使用，禁止超功能主治用药。

② 严格掌握用法用量。按照药品说明书推荐剂量和疗程使用药品。不得超剂量、过快滴注和长期连续用药。

③ 用药前应仔细询问患者用药史和过敏史。有过敏病史者、出血倾向者、肝功能异常者、初次使用中药注射剂者应慎重使用，如确需使用请遵医嘱，并加强监护。

④ 目前尚无儿童、哺乳期妇女应用本品的系统研究资料，不建议儿童、哺乳期妇女使用。

⑤ 目前尚无充分的与其他药物相互作用研究资料。

⑥ 使用本品时应避免和碱性药物混合在同一容器内使用；本品含有二价镁离子，和喹诺酮类药物合用会产生沉淀。

⑦ 用药期间应加强肝功能监测。

注射用灯盏花素 Zhusheyong Dengzhanhuasu

【警告】 ① 本品不良反应包括过敏性休克，应在有抢救条件的医疗机构使用，使用者应是具备治疗过敏性休克等严重过敏反应资质或接受过过敏性休克抢救培训的医师，用药后出现过敏反应或其他严重不良反应，须立即停药并及时救治。

② 脑出血急性期或有出血倾向的患者禁用。

【成分】 灯盏花素；辅料：甘露醇。

【性状】 本品为淡黄色至黄色的疏松块状物。

【功能主治】 活血化瘀，通络止痛。用于中风及其后遗症、冠心病、心绞痛。

【规格】 以野黄芩苷计：10mg；20mg；50mg。

【pH值】 6.0 ~ 8.0

【用法用量】　**肌注**　一次5 ~ 10mg，一日2次。临用前，用灭菌注射用水2ml溶解后使用。

　　静滴　一次20 ~ 50mg，一日1次，用0.9%氯化钠注射液250ml或者5%或10%葡萄糖注射液500ml溶解后使用。

【不良反应】　① 过敏反应　潮红、皮肤瘙痒、皮疹、呼吸困难、喘息、憋气、心悸、发绀、喉头水肿、血压下降、过敏性休克等。

　　② 全身性反应　寒战、发热、高热、乏力、疼痛、过敏性休克等。

　　③ 呼吸系统　呼吸急促、气短、咳嗽、喉头水肿等。

　　④ 心血管系统　发绀、心悸、胸闷、血压下降等。

　　⑤ 消化系统　恶心、呕吐、腹痛、腹泻、肝功能异常（如转氨酶上升）、消化道出血等。

　　⑥ 神经精神系统　头晕、头痛、抽搐等。

　　⑦ 皮肤及其附件　潮红、皮肤瘙痒、皮疹、多汗等。

⑧ 其他　静脉炎、血尿等。

【禁忌】　① 对本品或含有灯盏花素制剂及成分中所列辅料过敏或者有严重不良反应病史者禁用。

② 脑出血急性期或有出血倾向的患者禁用。

③ 新生儿、婴幼儿禁用。

④ 妊娠妇女禁用。

【注意事项】　① 严格按照药品说明书规定的功能主治使用，禁止超功能主治用药。

② 严格掌握用法用量。按照药品说明书推荐剂量、调配要求使用药品。不得超剂量、过快滴注和长期连续用药。

③ 本品与pH值低于4.2的溶液使用时，可导致药物析出，故不得使用pH值低于4.2的溶液稀释。

④ 用药前应仔细询问患者情况、用药史和过敏史。过敏体质者、

肝肾功能异常者、凝血机制或血小板功能障碍者、老年人、哺乳期妇女、初次使用中药注射剂的患者应慎重使用。并加强监护。

⑤ 目前尚无儿童应用本品的系统研究资料。不建议儿童使用。

⑥ 静脉滴注时，严格控制滴速和用药剂量。建议滴速小于40滴/分。一般控制在15 ~ 30滴/分。首次用药，宜选用小剂量，慢速滴注。

⑦ 禁止使用静脉推注的方法给药。

⑧ 文献显示灯盏花素（主要含野黄芩苷）具有减少血小板计数、抑制血小板聚集、抑制内凝血等作用，为降低出血风险，建议在本品与抗凝药或抗血小板药等可能增加出血风险的药物同时使用时，应加强监护。

⑨ 在与其他药物合用时，必须先用【用法用量】 项下指定的溶剂溶解后再与其他药物混合，混合后发生混浊、沉淀时请勿使用。

⑩ 本品与氨基糖苷类药物（如硫酸庆大霉素）反应产生沉淀。稀

释本品所用的注射器、针头应避免与氨基糖苷类药物接触。

⑪ 胸痛剧烈及持续时间长者，应作心电图及心肌酶学检查。并采取相应的医疗措施。

注射用红花黄色素 Zhusheyong Honghua Huangsesu

【警告】 ① 对本品过敏者禁用。

② 有出血倾向者慎用。

③ 妊娠妇女禁用。

【成分】 红花黄色素；辅料：[山西德元堂]甘露醇。

【性状】 本品为黄色至橙黄色的疏松块状物。

【功能主治】 活血，化瘀，通脉。用于冠心病稳定型劳累性心绞痛；中医辨证为心血瘀阻证，症见胸痛、胸闷、心悸。

【规格】 50mg（含羟基红花黄色素A 42.5mg）；150mg（含红花总黄酮80mg）。

【pH值】 5.0 ～ 7.0

【用法用量】 静滴 150mg/瓶规格：一次150mg，一日1次,用

0.9%氯化钠注射液250ml溶解后使用，滴速不高于30滴／分。50mg/瓶规格：一次100mg，一日1次，用0.9%氯化钠注射液250ml溶解后使用，静脉缓慢滴注。14天为一疗程。

【不良反应】 ① 全身性反应　发热、寒战、畏寒、疼痛、乏力、不适、过敏性休克等。

② 呼吸系统　呼吸困难、呼吸急促、咳嗽等。

③ 心血管系统　心悸、胸闷、胸痛、血压升高等。

④ 消化系统　恶心、呕吐、腹痛、腹泻、口干、胃不适等。

⑤ 神经精神系统　头晕、头痛、嗜睡、头胀、麻木、抽搐等。

⑥ 皮肤及其附件　潮红、皮疹、瘙痒、多汗、皮肤发红、水肿、局部红肿、皮炎等。

⑦ 用药部位　瘙痒、静脉炎等。

⑧ 其他　血管异常等。

【禁忌】 ① 对本品或含有红花黄色素制剂及成分中所列辅料过敏或有严重不良反应病史者禁用。

② 出血性疾病急性期患者禁用。

③ 妊娠妇女禁用。

【注意事项】 ① 严格按照药品说明书规定的功能主治使用，禁止超功能主治用药。

② 严格掌握用法用量。按照药品说明书推荐剂量使用药品，不得超剂量、超疗程、过快滴注和长期连续用药。

③ 用药前应仔细询问患者情况、用药史和过敏史。合并高血压（收缩压≥180mmHg，舒张压≥110mmHg）、重度心肺功能不全、重度心律失常（快速房颤、房扑、阵发性室速等）患者；冠心病患者、经冠脉搭桥、介入治疗后血管完全重建者；过敏体质者或对两种以上食物或药物过敏者、有出血倾向者、肝肾功能异常者、老年人、哺乳期

妇女、初次使用中药注射剂的患者应慎重使用，如确需使用请遵医嘱，并加强监护。

④ 目前尚无儿童应用本品的系统研究资料，不建议儿童使用。

⑤ 上市后监护数据显示，本品涉及出血病例报告，建议在临床上使用过程中注意监护。

注射用血塞通（冻干） Zhusheyong Xuesaitong（Donggan）

【警告】 ① 本品不良反应包括过敏性休克，应在有抢救条件的医疗机构使用，使用者应接受过过敏性休克抢救培训，用药后出现过敏反应或其他严重不良反应须立即停药并及时救治。

② 对本品、人参、三七过敏者禁用。

③ 出血性疾病急性期禁用。

【成分】 主要成分为三七总皂苷。

【性状】 本品为类白色至淡黄色无定形粉末或疏松固体状物；味苦、微甘；有引湿性。

【功能主治】 活血祛瘀，通脉活络。用于中风偏瘫，瘀血阻络及脑血管疾病后遗症；胸痹心痛、视网膜中央静脉阻塞属瘀血阻滞证者。

【规格】 100mg；200mg；400mg。

【pH值】 5.0 ～ 7.0

【用法用量】 临用前先加灭菌注射用水、0.9%氯化钠注射液或5%葡萄糖注射液使其溶解。

静滴 一次200 ～ 400mg，一日1次，以5%或10%葡萄糖注射液250 ～ 500ml稀释后缓慢滴注。

静注 一次200mg，一日1次，以25%或50%葡萄糖注射液40 ～ 60ml稀释后缓慢注射；糖尿病患者可用0.9%氯化钠注射液代替葡萄糖注射液稀释后使用。15天为一个疗程，停药1 ～ 3天后可进行第二疗程。

【不良反应】 ① 全身性反应 发热、寒战、过敏性休克等。

② 呼吸系统 咽干、呼吸急促、哮喘、呼吸困难、喉头水肿等。

③ 心血管系统 胸闷、心悸、心动过速、发绀、血压下降、血压升高等。

④ 消化系统 恶心、呕吐、肝功能异常等。

⑤ 神经精神系统 头晕、头痛、抽搐、震颤等。

⑥ 皮肤及其附件 潮红、皮疹、瘙痒、剥脱性皮炎等。

⑦ 其他 血尿、急性肾功能衰竭等。

【禁忌】 ① 对本品、人参、三七过敏者禁用。

② 出血性疾病急性期禁用。

③ 儿童禁用。

【注意事项】 ① 严格按照药品说明书规定的功能主治使用，禁止超功能主治范围用药。

② 严格掌握用法用量。按照药品说明书推荐剂量、调配要求用药，不得超剂量、过快滴注或长期连续用药。

③ 有出血倾向者、妊娠妇女、月经期妇女、过敏体质者、肝肾功能不全者以及初次使用中药注射剂的患者应谨慎使用，加强监护。

④ 连续给药不得超过15天，停药1～3天后可进行第二疗程。

⑤ 用药期间勿从驾驶及高空作业等危险作业。

注射用血栓通（冻干）[独]　Zhusheyong Xueshuantong（Donggan）

【警告】　本品不良反应包括过敏性休克，应在有抢救条件的医疗机构使用，使用者应接受过过敏性休克抢救培训，用药后出现过敏反应或其他严重不良反应须立即停药并及时救治。

【成分】　三七总皂苷。

【性状】　本品为类白色或淡黄色无定形粉末或疏松固体状物；味微苦、微甘；有引湿性。

【功能主治】　活血祛瘀，通脉活络。用于瘀血阻络、中风偏瘫、胸痹心痛及视网膜中央静脉阻塞症。

【规格】　100mg；150mg；250mg。

【pH值】　5.0 ～ 7.0

【用法用量】　临用前先用灭菌注射用水或0.9%氯化钠注射液适量

使其溶解。

　　肌注　一次150mg，一日1～2次，用灭菌注射用水稀释至40mg/ml。一日1～2次，或遵医嘱。

　　静滴　一次250～500mg，一日1次，用5%或10%葡萄糖注射液或者0.9%氯化钠注射液250～500ml稀释，或遵医嘱。

　　静注　一次150mg，一日1～2次，用0.9%氯化钠注射液30～40ml稀释，或遵医嘱。

　　理疗　一次100mg，加入灭菌注射用水3ml，从负极导入。

　　【不良反应】　① 全身性反应　发热、寒战、过敏性休克等。

　　② 呼吸系统　咽干、呼吸急促、哮喘、呼吸困难、喉头水肿等。

　　③ 心血管系统　胸闷、心悸、心动过速、发绀、血压升高或下降等。

　　④ 消化系统　恶心、呕吐、肝功能异常等。

⑤ 神经精神系统 头晕、头痛、抽搐、震颤等。

⑥ 皮肤及其附件 潮红、皮疹、瘙痒、剥脱性皮炎等。

⑦ 其他 血尿、急性肾功能衰竭等。

【禁忌】 ① 对本品、人参、三七过敏者禁用。

② 出血性疾病急性期禁用。

③ 儿童禁用。

【注意事项】 ① 严格按照药品说明书规定的功能主治使用，禁止超功能主治范围用药。

② 严格掌握用法用量。按照药品说明书推荐剂量、调配要求用药，不得超剂量、过快滴注或长期连续用药。

③ 本品为活血、通脉祛瘀药物，用药期间有个别的患者出现轻微面部潮红或头胀痛属于正常反应，一般可继续用药。

④ 有出血倾向者、妊娠妇女、月经期妇女、过敏体质者、肝肾功

能异常者、初次使用中药注射剂的患者应谨慎使用，加强监护。

⑤ 连续给药不得超过15天，停药1～3天后可进行第二疗程。

09 ▶ 蠲痹通络类

正清风痛宁注射液 [独] Zhengqingfengtongning Zhusheye

【警告】 本品不良反应包括过敏性休克，应在有抢救条件的医疗机构使用，使用者应接受过过敏性休克抢救培训，用药后出现过敏反应或其他严重不良反应须立即停药并及时救治。

【成分】 盐酸青藤碱；辅料：依地酸二钠、亚硫酸氢钠。

【性状】 本品为无色或微黄色的澄明液体。

【功能主治】 祛风除湿，活血通络，消肿止痛。用于风寒湿痹证，症见肌肉酸痛、关节肿胀、疼痛、屈伸不利、麻木僵硬及风湿性关节炎与类风湿关节炎具有上述证候者。

【规格】 1ml：25mg；2ml：50mg。

【pH值】 2.3 ~ 3.3

【用法用量】 肌注 一次1 ~ 2ml，一日2次，或遵医嘱。

【不良反应】 ① 过敏反应 皮肤潮红、皮疹、瘙痒、呼吸困难、发绀、过敏性休克等。

② 全身性反应 畏寒、寒战、发热、疼痛、乏力、多汗、面色苍白、四肢湿冷、晕厥、过敏性休克等。

③ 呼吸系统 咳嗽、呼吸急促等。

④ 心血管系统 发绀、心悸、胸闷、胸痛、脉搏细弱等。

⑤ 消化系统 恶心、呕吐、腹痛、腹泻、口干等。

⑥ 神经精神系统 头晕、头痛、烦躁不安、舌部及四肢末梢麻木感、大小便失禁、昏迷等。

⑦ 皮肤及其附件 斑丘疹、荨麻疹、红斑疹等。

⑧ 用药部位 瘙痒、疼痛、红肿、皮疹等。

⑨其他 口唇、鼻、眼、咽喉黏膜充血，眼花、水肿关节疼痛加重等。

【禁忌】 ① 对本品或含有盐酸青藤碱制剂及成分中所列辅料(依地酸二钠、亚硫酸氢钠)过敏或有严重不良反应病史者禁用。

② 支气管哮喘患者禁用。

【注意事项】 ① 严格按照药品说明书规定的功能主治使用。

② 严格掌握用法用量，按照药品说明书推荐剂量使用药品，或遵医嘱。

③ 用药前应仔细询问患者情况、用药史和过敏史。肝肾功能异常者、老年人、儿童、妊娠妇女、哺乳期妇女等特殊人群及初次使用的患者应慎重使用，如确需使用请遵医嘱，并加强监护。

④ 一定要在医疗机构使用，注射完成后嘱患者静坐10分钟，无特殊不适方可离去。

⑤ 本品具有强烈释放组胺作用，部分患者在注射后1～10分钟出现瘙痒、潮红、出汗、痛肿加重现象，一般无需特殊处理。在0.5～1小时内上述现象可自行消失(一过性)；反应加重者，立即停药，必要时，可用地塞米松注射液5～10mg或异丙嗪注射液25～50mg对抗。

⑥ 注射过程中，患者若出现手足或口唇发麻、胸闷、胸痛等症，可能是误入血管致快速降压所致，应立即停药，必要时对症处理。

祖师麻注射液　Zushima Zhusheye

【警告】　① 本品有严重过敏反应病例报告，应在有抢救条件的医疗机构使用，用药后出现过敏反应或其他严重不良反应须立即停药并及时救治。

② 本品含苯甲醇，禁止用于儿童肌内注射。

【成分】　黄瑞香的根皮和茎皮；辅料：聚山梨酯80、苯甲醇、无水亚硫酸钠。

【性状】　本品为黄棕色的澄明液体。

【功能主治】　祛风除湿，活血止痛。用于肢体关节肿胀，冷痛或刺痛，活动屈伸不利，阴雨天加重，舌有瘀斑，脉沉弦者；风湿性关节炎、类风湿关节炎属上述证候者。

【规格】　2ml。

【pH值】 5.0 ~ 7.0

【用法用量】 肌注 一次1 ~ 2ml，一日1 ~ 2次。

【不良反应】 ① 过敏反应 皮肤潮红、皮疹、瘙痒、呼吸困难、心悸、发绀、过敏性休克等。

② 全身性反应 寒战、畏寒、发热、疼痛、四肢发冷、过敏性休克等。

③ 呼吸系统 呼吸急促、呼吸困难等。

④ 心血管系统 发绀、胸闷、心悸、血压下降等。

⑤ 消化系统 恶心、呕吐等。

⑥ 神经精神系统 头晕等。

⑦ 皮肤及其附件 皮疹、瘙痒、皮肤潮红、多汗等。

⑧ 用药部位 疼痛、红肿等。

⑨ 其他 屈伸不利等。

【禁忌】　① 对本品或含有黄瑞香根皮和茎皮制剂及成分中所列辅料过敏或有严重不良反应病史者禁用。

② 本品含苯甲醇，禁止用于儿童肌内注射。

【注意事项】　① 严格按照药品说明书规定的功能主治使用，禁止超功能主治用药。

② 严格按照药品说明书推荐的用法用量使用，不得超剂量、不长期连续用药，禁止静脉给药等。

③ 用药前应仔细询问过敏史，对过敏体质者应慎用。对老年人、肝肾功能异常者等特殊人群和初次使用中药注射剂的患者应慎重使用，加强监护。

10 ▶ 抗肿瘤类

艾迪注射液^[独] Aidi Zhusheye

【警告】 本品含斑蝥，本品不良反应包括过敏性休克，应在有抢救条件的医疗机构使用，使用者应接受过过敏性休克抢救培训，用药后出现过敏反应或其他严重不良反应须立即停药并及时救治。

【成分】 斑蝥、人参、黄芪、刺五加；辅料：甘油（注射用）。

【性状】 本品为浅棕色的澄明液体。

【功能主治】 清热解毒，消瘀散结。用于原发性肝癌、肺癌、直肠癌、恶性淋巴瘤、妇科恶性肿瘤等。

【规格】 10ml。

【pH值】 3.8 ～ 5.0

【用法用量】 静滴 一次50～100ml，一日1次，加入0.9%氯化钠注射液或者5%或10%葡萄糖注射液400～450ml中。与放、化疗合用时，疗程与放、化疗同步；手术前后使用本品10天为一疗程；介入治疗10天为一疗程；单独使用15天为一周期，间隔3天，2周期为一疗程；晚期恶病质患者，连用30天为一疗程，或视病情而定。

【不良反应】 ① 过敏反应 潮红、皮疹、瘙痒、呼吸困难、憋气、心悸、发绀、过敏性休克等。

② 全身性反应 寒战、畏寒、发热、疼痛、多汗、过敏性休克等。

③ 呼吸系统 胸闷、呼吸急促、咳嗽等。

④ 心血管系统 心悸、心动过速等。

⑤ 消化系统 恶心、呕吐、腹痛、腹胀、腹泻、胃不适等，有肝功能异常病例报告。

⑥ 神经精神系统 头晕、头痛、抽搐、烦躁不安等，有震颤、肢

体麻木病例报告。

⑦ 皮肤及其附件　风团样皮疹、斑丘疹、荨麻疹等。

⑧ 用药部位　疼痛、红肿、静脉炎等。

⑨ 其他　面部水肿等。

【禁忌】 ① 对本品或含有斑蝥、人参、黄芪、刺五加制剂及成分中所列辅料过敏或有严重不良反应病史者禁用。

② 妊娠及哺乳期妇女禁用。

【注意事项】 ① 严格按照药品说明书规定的功能主治使用，禁止超功能主治用药。

② 严格掌握用法用量。按照药品说明书推荐剂量、调配要求、给药速率、疗程使用药品。不得超剂量、过快滴注和长期连续用药。

③ 首次用药应在医师指导下，滴速开始15滴/分，30分钟后如无不良反应，滴速控制50滴/分。

④ 如有不良反应发生应停药并作相应处理。再次应用时，艾迪注射液用量从20～30ml开始，加入0.9%氯化钠注射液、5%或10%葡萄糖注射液400～450ml，同时可加入地塞米松注射5～10mg。

⑤ 因本品含有微量斑蝥素，外周静脉给药时注射部位静脉有一定刺激，可在静脉滴注本品前后给予2%利多卡因5ml加入0.9%氯化钠注射液100ml静脉滴注。

⑥ 用药前应仔细询问患者情况、用药史和过敏史。过敏体质者、有心脏疾病病史者、肝肾功能异常者等特殊人群和初次使用中药注射剂的患者应慎重使用，如确需使用请遵医嘱，并加强监护。

⑦ 目前尚无儿童应用本品的系统研究资料，不建议儿童使用。

复方苦参注射液 [独] Fufang Kushen Zhusheye

【警告】 本品不良反应包括过敏性休克，应在有抢救条件的医疗机构使用，使用者应接受过过敏性休克抢救培训，用药后出现过敏反应或严重不良反应立即停药并及时救治。

【成分】 苦参、白土苓；辅料：聚山梨酯80、氢氧化钠、醋酸。

【性状】 本品为黄棕色至红棕色的澄明液体。

【功能主治】 清热利湿，凉血解毒，散结止痛。用于癌肿疼痛、出血。

【规格】 2ml；5ml。

【pH值】 6.8 ~ 7.8

【用法用量】 肌注 一次2 ~ 4ml，一日2次。

静滴 一次20ml，一日1次，用0.9%氯化钠注射液200ml稀释后应用，儿童酌减，全身用药总量200ml为一个疗程，一般可连续使用

2 ~ 3个疗程，或遵医嘱。

　　【不良反应】　① 过敏反应　皮肤潮红、皮疹、瘙痒、呼吸困难、憋气、心悸、发绀、过敏性休克等。

　　② 全身性反应　畏寒、寒战、发热、疼痛、乏力、多汗、过敏性休克等。

　　③ 呼吸系统　咳嗽、呼吸急促等。

　　④ 心血管系统　心悸、胸闷、血压升高等。

　　⑤ 消化系统　恶心、呕吐、腹痛、腹泻、腹胀、腹部不适、胃肠道不适等。

　　⑥ 神经精神系统　头晕、头痛、麻木、抽搐、烦躁等。

　　⑦ 皮肤及其附件　斑丘疹、荨麻疹、红斑症等。

　　⑧ 用药部位　注射部位刺激、疼痛、红肿、静脉炎等。

　　⑨ 其他　腰背痛等。

【禁忌】 ① 对本品或含有苦参、白土苓制剂及成分中所列辅料过敏或有严重不良反应病史者禁用。

② 妊娠妇女忌用。

【注意事项】 ① 严格按照药品说明书规定的功能主治使用，禁止超功能主治用药。

② 严格掌握用法用量。按照药品说明书推荐剂量使用药品。不得超剂量、过快滴注、超疗程和长期连续用药。

③ 用药前应仔细询问患者情况、用药史和过敏史。儿童、老年人、哺乳期妇女、肝肾功能异常者、严重心肾功能不全者等特殊人群及初次使用中药注射剂的患者应慎重使用，如确需使用请遵医嘱，并加强监护。

华蟾素注射液　Huachansu Zhusheye

【成分】　干蟾皮提取物；辅料：氯化钠。

【性状】　本品为微黄色或淡黄色的澄明液体。

【功能主治】　解毒，消肿，止痛。用于中、晚期肿瘤，慢性乙型肝炎等症。

【规格】　5ml；10ml。

【pH值】　4.0 ~ 6.0

【用法用量】　肌注　一次2 ~ 4ml，一日2次。

静滴　一次10 ~ 20ml，一日1次，用5%的葡萄糖注射液500ml稀释后缓缓滴注。用药7天，休息1 ~ 2天，4周为一疗程，或遵医嘱。

【不良反应】　① 全身性反应　畏寒、寒战、发热、潮红、疼痛等。
② 呼吸系统　憋气、呼吸困难等。

③ 心血管系统　胸闷、心悸等。

④ 消化系统　恶心、呕吐、腹泻等。

⑤ 神经精神系统　头晕、头痛等。

⑥ 皮肤及其附件　瘙痒、皮疹等。

⑦ 用药部位　局部红肿、疼痛、血管刺激、静脉炎等。

⑧ 其他　白细胞减少。

【禁忌】　① 避免与剧烈兴奋心脏药物配伍。

② 儿童禁用。

③ 妊娠妇女禁用。

【注意事项】　① 辨证施药，严格掌握功能主治，禁止超适应证用药。

② 严格掌握用法用量，按照药品说明书规定的剂量使用药品，避免过快滴注和长期连续用药。

③ 个别患者如用量过大或两次用药间隔不足6 ~ 8小时，用药后

30分钟左右，可能出现发热、发冷、寒战现象。

④ 用药前应仔细询问患者病史，包括用药史和过敏史。过敏体质者、初次使用中药注射剂的患者应慎重使用，如确需使用，加强监护。

⑤ 建议本品使用深静脉或中心静脉输注，谨慎选用外周静脉输注。

康莱特注射液 [独]　Kanglaite Zhusheye

【警告】　本品应在有抢救条件的医疗机构使用，用药后出现过敏反应或其他严重不良反应须立即停药并及时救治。

【成分】　注射用薏苡仁油；辅料：注射用大豆磷脂、注射用甘油。

【性状】　本品为水包油型白色乳状液体。

【功能主治】　益气养阴，消癥散结。适用于不宜手术的气阴两虚、脾虚湿困型原发性非小细胞肺癌及原发性肝癌。配合放、化疗有一定的增效作用。对中晚期肿瘤患者具有一定的抗恶病质和止痛作用。

【规格】　100ml：10g。

【pH值】　4.8 ～ 6.8

【用法用量】　缓慢静滴　一次200ml，一日1次。21天为1疗程，间隔3 ～ 5天后可进行下一疗程；联合放、化疗时，可酌减剂量；首次使用,滴速应缓慢,开始10分钟滴速应为20滴/分,20分钟后可持续增加,30分钟后可控制在40 ~ 60滴/分。

【不良反应】 ① 过敏反应 皮肤潮红、皮疹、瘙痒、呼吸困难、憋气、心悸、血压下降、过敏性休克等。

② 全身性反应 畏寒、寒战、发热、乏力、疼痛、过敏性休克等。

③ 呼吸系统 呼吸急促、憋气、呼吸困难等。

④ 心血管系统 胸闷、心悸、血压下降等。

⑤ 消化系统 恶心、呕吐、腹痛、腹泻、肝功能异常等。

⑥ 神经精神系统 头晕、头痛、抽搐等。

⑦ 皮肤及其附件 皮肤潮红、皮疹、瘙痒、多汗等。

⑧ 用药部位 注射部位疼痛、红肿、静脉炎等。

【禁忌】 ① 对本品或含有薏苡仁油制剂及成分中所列辅料有过敏史或有严重不良反应病史者禁用。

② 脂肪代谢严重失调者(急性休克、急性胰腺炎、病理性高脂血症、脂性肾病变等患者)禁用。

③ 妊娠妇女禁用。

【注意事项】 ① 严格按照药品说明书规定的功能主治使用，禁止超功能主治用药。

② 严格掌握用法用量。按照药品说明书推荐剂量使用药品。不得超剂量、超疗程、过快滴注。

③ 用药前和配制后及使用过程中应认真检查本品及滴注液，发现药液出现油水分层（乳析）等药物性状改变以及瓶身有漏气、裂纹等现象时，均不得使用。

④ 用药前应仔细询问患者情况、用药史和过敏史。过敏体质者、肝肾功能异常者、初次使用中药注射剂的患者应慎重使用，如确需使用请遵医嘱，并加强监护。

⑤ 本品尚无儿童用药的系统研究资料，不建议使用。

⑥ 如有轻度静脉炎出现，可在注射本品前和后适量（50～100ml）输注0.9%氯化钠注射液或5%葡萄糖注射液。

通关藤注射液（消癌平注射液） Tongguanteng Zhusheye（Xiaoaiping Zhusheye）

【警告】 本品不良反应包括过敏性休克，应在有抢救条件的医疗机构使用，使用者应接受过过敏性休克抢救培训，用药后出现过敏反应或其他严重不良反应须立即停药并及时救治。

【成分】 通关藤浸膏；辅料：[通化金马]氢氧化钠；[南京圣和]聚山梨酯80。

【性状】 本品为棕黄色的澄明液体。

【功能主治】 清热解毒，化痰软坚。用于食管癌、胃癌、肺癌、肝癌，并可配合放疗、化疗的辅助治疗。

【规格】 2ml（肌内注射）；20ml（静脉注射）。

【pH值】 5.0 ~ 7.0

【用法用量】 肌注 一次2 ~ 4ml，一日1 ~ 2次，或遵医嘱。

静滴　一次20～100ml，一日1次，用5%或10%葡萄糖注射液稀释后滴注，或遵医嘱。

【**不良反应**】　① 过敏反应　全身皮肤潮红、皮疹、瘙痒、呼吸困难、心悸、发绀、血压下降、喉头水肿、过敏性休克等。

② 全身性反应　发热、寒战、疼痛、乏力、过敏性休克等。

③ 呼吸系统　呼吸困难、咳嗽、喉头水肿等。

④ 心血管系统　发绀、胸闷、心悸、血压升高或下降等。

⑤ 消化系统　恶心、呕吐、腹痛、腹泻等。

⑥ 神经系统　头晕、头痛等。

⑦ 皮肤及附件　全身皮肤潮红、皮疹、瘙痒、多汗等。

⑧ 用药部位　疼痛、静脉炎。

⑨ 其他　游走性肌肉痛、关节疼痛等。

【**禁忌**】　① 对本品或含通关藤制剂及成分中所列辅料过敏或有严

重不良反应病史者禁用。

② 妊娠妇女禁用。

【注意事项】 ① 严格按照药品说明书规定的功能主治使用。

② 严格掌握用法用量。按照药品说明书推荐剂量、调配要求用药，不得超剂量、过快滴注或长期连续用药，不得使用静脉推注的方法给药。

③ 用药前应仔细询问患者用药史和过敏史。对过敏体质、肝肾功能异常者等特殊人群应慎重使用，加强监护。

④ 本品在儿童中使用的安全性和有效性尚不明确，不建议使用。

鸦胆子油乳注射液 Yadanzi Youru Zhusheye

【警告】 本品不良反应包括严重过敏反应，应在有抢救条件的医疗机构使用，用药后出现严重不良反应必须立即停药并及时救治。

【成分】 精制鸦胆子油；辅料：精制磷脂、甘油。

【性状】 本品为乳白色的均匀乳状液体。

【功能主治】 抗癌药。用于肺癌、肺癌脑转移及消化道肿瘤。

【规格】 10ml。

【pH值】 4.0 ～ 6.0

【用法用量】 静滴 一次 10 ～ 30ml，一日1次。用0.9%氯化钠注射液250ml稀释后立即使用，滴速30 ～ 40滴/分。

【不良反应】 ① 全身性反应 寒战、畏寒、发热等。

② 呼吸系统 胸闷、憋气、呼吸困难等。

③ 心血管系统　心悸、潮红等。

④ 消化系统　恶心、呕吐、腹痛、油腻感、厌食、肝功能异常等。

⑤ 神经精神系统　头晕、头痛、抽搐等。

⑥ 皮肤及其附件　皮疹、瘙痒、多汗等。

⑦ 用药部位　静脉炎等。

【禁忌】　妊娠妇女禁用。

【注意事项】　① 本品有毒，易损害肝、肾功能，应在医师指导下使用，不可过量。

② 用药前应仔细询问患者情况、用药史和过敏史。过敏体质者、肝肾功能异常者等特殊人群和初次使用中药注射剂的患者应慎重使用，如确需使用，加强监护。

③ 服药期间出现过敏者，应及时停药，并给予相应的治疗措施。

④ 过程中有少数患者有油腻感、恶心、厌食等消化道不适的反应，纳呆、纳差、脘腹胀满、大便稀溏、畏寒喜按等脾胃虚寒者慎用。

11 ▶ 其他

消痔灵注射液 Xiaozhiling Zhusheye

【警告】 ① 内痔嵌顿发炎，皮赘性外痔忌用。

② 本品含三氯叔丁醇、低分子右旋糖酐、枸橼酸钠、亚硫酸氢钠、甘油。

③ 运动员慎用。

【成分】 明矾、鞣酸、三氯叔丁醇、低分子右旋糖酐；辅料：枸橼酸钠、亚硫酸氢钠、甘油。

【性状】 本品为无色或微黄色的澄明液体。

【功能主治】 收敛，止血。用于内痔出血、各期内痔、静脉曲张性混合痔。

【规格】　10ml：0.4g（硫酸铝钾）。

【pH值】　2.5 ～ 3.5

【用法用量】　肛门镜下内痔局部注射　内痔出血，早期内痔：用本品原液注射到黏膜下层，用量相当于内痔的体积为宜。中、晚期内痔和静脉曲张性混合痔：按四步注射法进行，第一步注射到内痔上方黏膜下层动脉区，第二步注射到内痔黏膜下层，第三步注射到黏膜固有层，第四步注射到齿线上方痔底部黏膜下层。第一步和第四步用1%普鲁卡因注射液稀释本品原液，使成1：1。第二步和第三步用1%普鲁卡因注射液稀释本品原液，使成2：1。根据痔的大小，每个内痔注入6 ～ 13ml，总量20 ～ 40ml。

【不良反应】　① 全身性反应　胸闷、畏寒、发热、脸色苍白等。

② 呼吸系统　咳嗽、呼吸困难等。

③ 心血管系统　胸闷、血压下降等。

④ 消化系统　恶心、呕吐、消化道出血、肛门坠胀、便意急迫或强烈、直肠狭窄、肛门狭窄、肛周脓肿、肛门疼痛、麻痹性肠梗阻、肠黏膜坏死、直肠溃疡、直肠阴道瘘等。

⑤ 神经精神系统　头昏、神志模糊等。

⑥ 皮肤及附件　皮肤潮红、风团样皮疹、瘙痒、大汗等。

⑦ 其他　如果注射不当可引起出血。

【禁忌】　① 感染性疾病、炎性肠病禁用。

② 内痔嵌顿发炎、皮赘性外痔忌用。

【注意事项】　① 本品含局部止痛药三氯叔丁醇，经查询《中华人民共和国药典临床用药须知（2015年版）》，三氯叔丁醇项下有以下不良反应："三氯叔丁醇急性中毒可发生中枢神经系统抑制，伴有乏力、知觉丧失、呼吸抑制。曾有报道作为肝素注射液中防腐剂，注射后发生延迟过敏反应。"

② 本品含低分子右旋糖酐，经查询《中华人民共和国药典临床用药须知（2015年版）》，右旋糖酐70项下有以下不良反应："（1）过敏反应，少数患者可见过敏反应，发生率为0.03%～4.7%。表现为皮肤瘙痒、荨麻疹、恶心、呕吐、哮喘，重症者口唇发绀、血压下降、支气管痉挛，甚至过敏性休克。（2）偶见发热、寒战、淋巴结肿大、关节炎等。（3）出血倾向，本药可引起凝血障碍，出血时间延长，该反应常与剂量相关。"

③ 本品含抗凝血药枸橼酸钠，经查询《中华人民共和国药典临床用药须知（2015年版）》，枸橼酸钠项下有以下不良反应："枸橼酸钠，口服可以被机体吸收，不良反应少见，可引起腹泻或肠蠕动减慢，罕见的不良反应为代谢性碱中毒、高钠血症。本品对于肾功能不全的患者，可增加铝的吸收，导致铝中毒；对于心力衰竭或严重心肌损害的患者，可加重钠潴留。对于外周水肿或肺水肿、高血压、妊娠高血压

综合征的患者应慎用枸橼酸钠。"

④ 本品含抗氧剂亚硫酸氢钠，经查询《药剂辅料大全》，亚硫酸氢钠项下"安全性"指出："在常用剂量下是安全的。"

⑤ 本品含药用辅料甘油，经查询《药剂辅料大全》，甘油项下"安全性"指出："本品在体内可水解、氧化成营养物质，大剂量注射会出现惊厥、麻痹和溶血。"

⑥ 运动员慎用。

⑦ 严格按功能主治使用，应以治疗内痔为主；使用者应经过培训，或在专业医师指导下应用；急性肠炎须待消炎后使用；注射本药后两个月内慎用。

附录 A

中药注射剂安全使用警示

药品名称	特殊人群									其他
	新生儿	婴幼儿	儿童	妊娠妇女	哺乳期妇女	经期妇女	老年人	肝功能不全者	肾功能不全者	
艾迪注射液	不建议用	不建议用	不建议用	禁用	禁用			慎用	慎用	对本品或含有斑蝥、人参、黄芪、刺五加制剂及成分中所列辅料过敏或有严重不良反应病史者禁用 过敏体质者、有心脏疾病病史者、肝肾功能异常者等特殊人群和初次使用中药注射剂的患者慎用
柴胡注射液	禁用	禁用	禁用	慎用			慎用	慎用	慎用	对本品或含有柴胡制剂及成分中所列辅料过敏或有严重不良反应病史者禁用 有药物过敏史者、家族过敏史者、过敏体质者、肝肾功能异常者等特殊人群和初次使用中药注射剂者慎用 无发热者不宜使用

续表

药品名称	特殊人群									其他
	新生儿	婴幼儿	儿童	妊娠妇女	哺乳期妇女	经期妇女	老年人	肝功能不全者	肾功能不全者	
蟾酥注射液	**禁用**	**禁用**	不建议用	**禁用**	**禁用**		慎用			对本品过敏者或有严重不良反应病史者禁用 初次使用本品者慎用
喘可治注射液			慎用	慎用			慎用			对本品或含有淫羊藿、巴戟天制剂及成分中所列辅料过敏或有严重不良反应病史者禁用 阴虚火旺者、初次使用中药注射剂者慎用
刺五加注射液	**禁用**	**禁用**	**禁用**	**禁用**			慎用	慎用	慎用	对本品或刺五加及其制剂过敏或有严重不良反应病史者、高敏体质或对同类产品有严重过敏史者禁用 过敏体质者、肝肾功能异常者和初次使用中药注射剂者慎用

续表

药品名称	特殊人群									其他
	新生儿	婴幼儿	儿童	妊娠妇女	哺乳期妇女	经期妇女	老年人	肝功能不全者	肾功能不全者	
大株红景天注射液	不建议用	不建议用	不建议用	**禁用**	慎用		慎用	慎用	慎用	对本药品或含有大株红景天制剂曾发生过不良反应者、过敏体质者（包括对其他药品易产生过敏反应者）禁用 初次使用中药注射剂者慎用
丹红注射液	不建议用	不建议用	不建议用	**禁用**	**禁用**	忌用		慎用		对本品过敏者或严重不良反应病史者、有出血倾向者禁用 过敏体质者、肝生化指标异常者、初次使用中药注射剂者慎用
丹参注射液	**禁用**	**禁用**	慎用	**禁用**		**禁用**	慎用	慎用	慎用	对本类药物过敏或有严重不良反应病史者、有出血倾向者禁用 对过敏体质者、有其他药物过敏史者、肝肾功能异常者以及初次使用中药注射剂者慎用

续表

药品名称	特殊人群									其他
	新生儿	婴幼儿	儿童	妊娠妇女	哺乳期妇女	经期妇女	老年人	肝功能不全者	肾功能不全者	
灯盏花素注射液	禁用	禁用	不建议用	禁用	慎用	禁用	慎用	慎用	慎用	对本品或含有灯盏花素制剂及成分中所列辅料过敏或有严重不良反应病史者、脑出血急性期或有出血倾向者禁用 过敏体质者、肝肾功能异常者、凝血机制或血小板功能障碍者、初次使用中药注射剂者慎用
灯盏细辛注射液	禁用	禁用	不建议用	禁用	慎用	禁用	慎用	慎用	慎用	对本品、灯盏花素制剂过敏或有严重不良反应病史者,对灯盏细辛、含有灯盏细辛及其制剂过敏或有严重不良反应病史者,对野黄芩苷或咖啡酸酯过敏或有严重不良反应病史者,脑出血急性期患者,活动性出血(如消化道出血、脑出血)患者禁用 过敏体质者、肝肾功能异常者、凝血机制或血小板功能障碍者、初次使用中药注射剂者慎用

药品名称	特殊人群									其他
	新生儿	婴幼儿	儿童	妊娠妇女	哺乳期妇女	经期妇女	老年人	肝功能不全者	肾功能不全者	
复方苦参注射液	慎用	慎用	慎用	忌用	慎用		慎用	慎用	慎用	对本品或含有苦参、白土苓制剂及成分中所列辅料过敏或有严重不良反应病史者禁用 肝肾功能异常者、严重心功能不全者等特殊人群及初次使用中药注射剂者慎用
瓜蒌皮注射液				忌用						对本品过敏者禁用 过敏体质者慎用
冠心宁注射液	禁用	禁用	禁用	禁用	慎用	慎用	慎用	慎用	慎用	对本品或含有丹参、川芎制剂及成分中所列辅料过敏或有严重不良反应病史者禁用 过敏体质者、心脏严重疾患者、肝肾功能异常者、有出血倾向者以及初次使用中药注射剂者慎用

续表

药品名称	特殊人群									其他
	新生儿	婴幼儿	儿童	妊娠妇女	哺乳期妇女	经期妇女	老年人	肝功能不全者	肾功能不全者	
红花黄色素氯化钠注射液	不建议用	不建议用	不建议用	**禁用**	慎用	慎用	慎用	慎用	慎用	对本品或含有红花黄色素制剂过敏或有严重不良反应病史者禁用 合并高血压（收缩压≥180mmHg，舒张压≥110mmHg）、重度心肺功能不全、重度心律失常（快速房颤、房扑、阵发性室速等）患者；冠心病患者、经冠脉搭桥、介入治疗后血管完全重建者；过敏体质者、对两种以上食物或药物过敏者、肝肾功能异常者、有出血倾向者、初次使用中药注射剂者慎用

续表

药品名称	特殊人群									其他
	新生儿	婴幼儿	儿童	妊娠妇女	哺乳期妇女	经期妇女	老年人	肝功能不全者	肾功能不全者	
红花注射液	禁用	禁用	禁用	禁用	禁用	禁用	慎用	慎用	慎用	对本品或含有红花的制剂有过敏或严重不良反应病史者、有药物过敏史或过敏体质者、凝血功能不正常及有眼底出血的糖尿病患者禁用 青光眼家族史者、前房较浅、房角窄的患者、对红花粉过敏者、肝肾功能异常者和初次使用中药注射剂者慎用
华蟾素注射液	禁用	禁用	禁用	禁用						过敏体质者、初次使用中药注射剂者慎用

续表

| 药品名称 | 特殊人群 | | | | | | | | | 其他 |
	新生儿	婴幼儿	儿童	妊娠妇女	哺乳期妇女	经期妇女	老年人	肝功能不全者	肾功能不全者	
黄芪注射液	禁用	慎用（<1岁禁用）	慎用	禁用	慎用			慎用	慎用	慎用	对本品或含有黄芪制剂有过敏或严重不良反应病史者、家族对本品有过敏史者、对含有聚山梨酯80过敏者；有热象者，表实邪盛，气滞湿阻，食积内停，阴虚阳亢、痈疽初起或溃后热毒尚盛等证以及"心肝热盛，脾胃湿热"者禁用 过敏体质者、各种低血压患者、患呼吸系统疾病者、心脏严重疾患、肝肾功能异常者等特殊人群和初次使用中药注射剂者慎用
参艾注射液	慎用	慎用	慎用				慎用			过敏体质者等特殊人群和初次使用本品者慎用

药品名称	特殊人群									其他
	新生儿	婴幼儿	儿童	妊娠妇女	哺乳期妇女	经期妇女	老年人	肝功能不全者	肾功能不全者	
康莱特注射液	不建议用	不建议用	不建议用	禁用				慎用	慎用	对本品或含有薏苡仁油制剂及成分中所殊辅料有过敏史或有严重不良反应病史者、脂肪代谢严重失调者(急性休克、急性胰腺炎、病理性高脂血症、脂性肾病变等患者)禁用 过敏体质者、肝肾功能异常者、初次使用中药注射剂者慎用
苦碟子注射液	不建议用	不建议用	不建议用		慎用	禁用	慎用	禁用	禁用	对本品或含有抱茎苦荬菜制剂过敏或有严重不良反应病史者、过敏体质者、近期出血或有出血倾向者、心力衰竭及其他严重器质性病患者禁用 低血压患者、肝肾功能异常者、初次使用中药注射剂者慎用

续表

药品名称	特殊人群									其他
	新生儿	婴幼儿	儿童	妊娠妇女	哺乳期妇女	经期妇女	老年人	肝功能不全者	肾功能不全者	
苦黄注射液	禁用	禁用	慎用	禁用	慎用		慎用	慎用	慎用（严重者禁用）	对本品或含有苦参、大黄、大青叶、茵陈、春柴胡制剂及成分中所列辅料过敏或有严重不良反应病史者、过敏体质者，严重心功能不全者禁用 初次使用中药注射剂者、肝肾功能异常者慎用
莲必治注射液	慎用	慎用	慎用	慎用	慎用		慎用		禁用	对本品有过敏史者、高敏体质者禁用 虚寒性痢疾忌用 有肾脏疾病的患者慎用
泳络宁注射液				禁用						有过敏史或过敏体质者禁用 有哮喘病史者慎用

续表

药品名称	特殊人群									其他
	新生儿	婴幼儿	儿童	妊娠妇女	哺乳期妇女	经期妇女	老年人	肝功能不全者	肾功能不全者	
清开灵注射液	禁用	禁用	慎用	禁用	慎用		慎用	慎用	慎用	对本品或胆酸、珍珠母（粉）、猪去氧胆酸、栀子、水牛角（粉）、板蓝根、黄芩苷、金银花制剂及成分中所列辅料过敏或有严重不良反应病史者，过敏体质者，有家族过敏史者，有低钾血症包括与低钾血相关的周期性麻痹病史者禁用 脾胃虚弱者、有表证恶寒发热者、虚寒体质者、使用洋地黄治疗者、严重心脏疾患者、肝肾功能异常者等特殊人群以及初次使用中药注射剂者慎用
清热解毒注射液	禁用	禁用	禁用							曾有对该中药注射液中的成分过敏者，不宜使用

续表

药品名称	特殊人群									其他
	新生儿	婴幼儿	儿童	妊娠妇女	哺乳期妇女	经期妇女	老年人	肝功能不全者	肾功能不全者	
热毒宁注射液	禁用	慎用(≤2岁禁用)	慎用	禁用	禁用		慎用	慎用	慎用	对本品或含有青蒿、金银花、栀子制剂及成分中所列辅料过敏或有严重不良反应病史者禁用 过敏体质者、有家族过敏史者、肝肾功能异常者等特殊人群和初次使用中药注射剂者、既往有溶血(血胆红素轻度增高或尿胆原阳性者)现象发生者慎用
射干抗病毒注射液				禁用						

药品名称	特殊人群									其他
	新生儿	婴幼儿	儿童	妊娠妇女	哺乳期妇女	经期妇女	老年人	肝功能不全者	肾功能不全者	
参附注射液	禁用	禁用	慎用	慎用	慎用		慎用	慎用	慎用	对本品或含有红参、附片制剂及成分中所列辅料过敏或严重不良反应病史者禁用 有药物过敏史者、过敏体质者、心肺严重疾患者、肝肾功能异常者以及初次使用中药注射剂者慎用
参麦注射液	禁用	禁用	慎用	禁用	禁用			慎用	慎用	对本品或含有红参、麦冬制剂及成分中所列辅料过敏或有严重不良反应病史者，对药物有家族过敏史或过敏史者、过敏体质者禁用 阴盛阳衰者不宜使用 心脏严重疾患者、肝肾功能异常者等特殊人群以及初次使用本品者慎用

续表

药品名称	特殊人群									其他
	新生儿	婴幼儿	儿童	妊娠妇女	哺乳期妇女	经期妇女	老年人	肝功能不全者	肾功能不全者	
参芪扶正注射液	不建议用	不建议用	不建议用	**禁用**	慎用	慎用	慎用	慎用	慎用	对本品或含有党参、黄芪制剂及成分中所列辅料过敏或有严重不良反应病史者、垂危患者禁用 有内热者忌用 过敏体质者、有出血倾向者、肝肾功能异常者以及初次使用中药注射剂者慎用
肾康注射液	不建议用	不建议用	不建议用	**禁用**	**禁用**	**禁用**	慎用			对本品或含有大黄、丹参、红花、黄芪制剂过敏或有严重不良反应病史者、过敏体质者、有内出血倾向者禁用 急性心功能衰竭者、高血钾危象者、初次使用中药注射剂的患者慎用

续表

药品名称	特殊人群									其他
	新生儿	婴幼儿	儿童	妊娠妇女	哺乳期妇女	经期妇女	老年人	肝功能不全者	肾功能不全者	
生脉注射液	禁用	禁用	慎用	慎用			慎用	慎用	慎用	对本品或含有红参、麦冬、五味子制剂及成分中所列辅料过敏或有严重不良反应病史者；过敏体质者；对实证及暑热等病热邪尚存者，咳而尚有表证未解者禁用
										对有其他药物过敏史者、体弱者、高血压患者、心肺严重疾患者、肝肾功能异常者等特殊人群和初次使用本品的患者慎用
										寒凝血瘀胸痹心痛者、非气阴两虚病患者不宜使用

续表

药品名称	特殊人群									其他
	新生儿	婴幼儿	儿童	妊娠妇女	哺乳期妇女	经期妇女	老年人	肝功能不全者	肾功能不全者	
予肝宁注射液	禁用	禁用	慎用	慎用			慎用			对本品或含有茵陈、栀子、黄芩、板蓝根、灵芝的制剂及成分过敏或有严重不良反应病史者禁用 有家族过敏史者、过敏体质者、体弱者、危重患者、初次使用中药注射剂者慎用
予血宁注射液	禁用	禁用	不建议用	不建议用	慎用	慎用	慎用	慎用	慎用	对本品或含有银杏叶(银杏提取物)制剂及成分中所列辅料过敏或严重不良反应病史者禁用 过敏体质者、心力衰竭者、严重心脏疾患者、凝血机制或血小板功能障碍者、有出血倾向者、肝肾功能异常者、初次使用中药注射剂者慎用

续表

药品名称	特殊人群									其他
	新生儿	婴幼儿	儿童	妊娠妇女	哺乳期妇女	经期妇女	老年人	肝功能不全者	肾功能不全者	
疏血通注射液				禁用		禁用	慎用	慎用	慎用	有过敏史及过敏性疾病史者、无瘀血证者、有出血倾向者禁用 初次使用者、肝肾功能异常者慎用
双黄连注射液	禁用	禁用	慎用（≤4岁禁用）	禁用			慎用	慎用	慎用	对本品或黄芩、金银花、连翘制剂及成分中所列辅料过敏或有严重不良反应史者、对本品有过敏史、高敏体质或对同类产品有严重过敏史者，严重心肺功能不全者禁用 咳喘病、严重血管神经性水肿、静脉炎患者应避免使用 风寒感冒者忌用 过敏体质者、脾胃虚寒者、肝肾功能异常者和初次使用本品者慎用

续表

药品名称	特殊人群									其他
	新生儿	婴幼儿	儿童	妊娠妇女	哺乳期妇女	经期妇女	老年人	肝功能不全者	肾功能不全者	
痰热清注射液	禁用	<2岁禁用		禁用	慎用		慎用	禁用	禁用	对本品、醇类或含有黄芩、熊胆粉、山羊角、金银花、连翘制剂过敏者，过敏体质者，严重不良反应病史者，严重肺心病伴有心衰者禁用 有表寒证者忌用 初次使用中药注射剂者慎用
通关藤注射液（消癌乙注射液）	不建议用	不建议用	不建议用	禁用				慎用	慎用	对本品或含通关藤制剂及成分中所列辅料过敏或有严重不良反应病史者禁用 对过敏体质、肝肾功能异常者等特殊人群慎用

续表

药品名称	特殊人群									其他
	新生儿	婴幼儿	儿童	妊娠妇女	哺乳期妇女	经期妇女	老年人	肝功能不全者	肾功能不全者	
喜炎平注射液	禁用	慎用（≤1岁禁用）	慎用	禁用	慎用		慎用	慎用	慎用	对本品或含有穿心莲内酯总磺化物制剂过敏或有严重不良反应病史者禁用 有家族过敏史者、过敏体质者、肝肾功能异常者以及初次使用中药注射剂者慎用
香丹注射液	禁用	禁用	慎用	禁用	禁用	禁用	慎用	慎用	慎用	对本品或含有丹参、降香制剂有过敏或严重不良反应病史者，对聚山梨酯80类制剂过敏者，有出血倾向者禁用 初次使用中药注射剂者、肝肾功能异常者慎用

续表

药品名称	特殊人群									其他
	新生儿	婴幼儿	儿童	妊娠妇女	哺乳期妇女	经期妇女	老年人	肝功能不全者	肾功能不全者	
消痔灵注射液						慎用			慎用	感染性疾病、炎性肠病禁用 内痔嵌顿发炎、皮赘性外痔忌用 心力衰竭或严重心肌损害、外周水肿或肺水肿、高血压、妊娠高血压综合征的患者以及运动员、注射本药后两个月内者慎用
醒脑静注射液	不建议用	不建议用	不建议用	**禁用**	慎用		慎用	慎用	慎用	对本品或含有人工麝香（或麝香）、栀子、郁金、冰片制剂及成分中所列辅料过敏或有严重不良反应病史者禁用 过敏体质者、运动员、肝肾功能异常者、初次使用中药注射剂者慎用

续表

药品名称	特殊人群									其他
	新生儿	婴幼儿	儿童	妊娠妇女	哺乳期妇女	经期妇女	老年人	肝功能不全者	肾功能不全者	
血必净注射液	禁用	禁用	禁用	禁用						对本品或红花、赤芍、川芎、当归、丹参及成分中所列辅料过敏或有不良反应病史者，过敏体质者禁用
血塞通注射液	禁用	禁用	禁用	慎用		慎用		慎用	慎用	对本品、人参、三七过敏者，出血性疾病急性期禁用 有出血倾向者、过敏体质者以及初次使用中药注射剂者慎用 阴虚阳亢或肝阳化风者，不宜单独使用本品

续表

药品名称	特殊人群									其他
	新生儿	婴幼儿	儿童	妊娠妇女	哺乳期妇女	经期妇女	老年人	肝功能不全者	肾功能不全者	
血栓通注射液	禁用	禁用	禁用	慎用			慎用	慎用	慎用	对本品、人参、三七过敏者，出血性疾病急性期禁用 有出血倾向者、过敏体质者、初次使用中药注射剂者慎用 阴虚阳亢或肝阳化风者，不宜单独使用本品
鸦胆子油乳注射液				禁用				慎用	慎用	过敏体质者、肝肾功能异常者等特殊人群、初次使用中药注射剂者、脾胃虚寒者慎用

药品名称	特殊人群									其他
	新生儿	婴幼儿	儿童	妊娠妇女	哺乳期妇女	经期妇女	老年人	肝功能不全者	肾功能不全者	
益母草注射液	禁用	禁用	禁用	禁用	慎用		慎用	慎用	慎用	对本品或含有益母草制剂及成分中所列辅料过敏或有严重不良反应病史者禁用 过敏体质者、肝肾功能异常者以及初次使用中药注射剂者慎用
茵栀黄注射液	禁用	禁用	不建议用	禁用	慎用		慎用	慎用	慎用	对本品或含有茵陈、栀子、黄芩、金银花制剂及成分中所列辅料过敏或有严重不良反应病史者禁用 黄疸属寒湿阴黄者及虚黄引起的面目萎黄者不宜使用 过敏体质者、冠心病患者等特殊人群以及初次使用中药注射剂者慎用

续表

药品名称	特殊人群									其他
	新生儿	婴幼儿	儿童	妊娠妇女	哺乳期妇女	经期妇女	老年人	肝功能不全者	肾功能不全者	
银黄注射液	**禁用**	**禁用**	**禁用**							阴虚火旺者、素体脾胃虚寒者慎用
银杏二萜内酯葡胺注射液	不建议用	不建议用	不建议用	**禁用**	**禁用**	**禁用**	>70岁不建议用	慎用	慎用	对本品或银杏类制剂有过敏或严重不良反应病史者、过敏体质者、对葡甲胺及葡甲胺类制剂过敏者、合并有出血性疾病或有出血倾向者、有下肢静脉血栓形成者禁用 合并有严重心、肝、肾疾病者、体质虚弱的老年人或合并感染者，有生育要求者慎用

续表

药品名称	特殊人群							肝功能不全者	肾功能不全者	其他
	新生儿	婴幼儿	儿童	妊娠妇女	哺乳期妇女	经期妇女	老年人			
银杏内酯注射液	不建议用	不建议用	不建议用	禁用	禁用	慎用	>75岁不建议用	慎用	慎用	对本品或银杏类制剂有过敏或严重不良反应病史者、乙醇（酒精）或甘油过敏者禁用 过敏体质者，对乙醇（酒精）耐性差者，合并有严重心、肝、肾疾病者，有出血倾向者慎用
鱼金注射液	不建议用	不建议用	不建议用	不建议用						对鱼腥草类药品有过敏或严重不良反应病史者禁用 过敏体质者慎用
鱼腥草注射液	禁用	禁用	禁用	禁用			慎用			对本品有过敏史者禁用 心脏病者、过敏体质及有对其他药物过敏史者慎用

续表

药品名称	特殊人群									其他
	新生儿	婴幼儿	儿童	妊娠妇女	哺乳期妇女	经期妇女	老年人	肝功能不全者	肾功能全者	
正清风痛宁注射液	慎用	慎用	慎用	慎用	慎用		慎用	慎用	慎用	对本品或含有盐酸青藤碱制剂及成分中所列辅料(依地酸二钠、亚硫酸氢钠)过敏或有严重不良反应病史者、支气管哮喘患者禁用 肝肾功能异常者等特殊人群及初次使用的患者慎用
止喘灵注射液				慎用						青光眼患者禁用 严重高血压、冠心病、前列腺肥大、尿潴留患者、运动员慎用
肿节风注射液	禁用	禁用	慎用	慎用	慎用		慎用	慎用	慎用	对本品或含有肿节风制剂及成分中所列辅料过敏或有严重不良反应病史者禁用 有药物过敏史或过敏体质者、肝肾功能异常者以及初次使用中药注射剂者慎用

续表

药品名称	特殊人群									其他
	新生儿	婴幼儿	儿童	妊娠妇女	哺乳期妇女	经期妇女	老年人	肝功能不全者	肾功能不全者	
猪苓多糖注射液										对本品有过敏史的患者禁用 过敏体质者、原有关节疾病患者慎用
注射用丹参（冻干）	禁用	禁用		禁用		禁用	慎用	慎用	慎用	对本类药物过敏或有严重不良反应病者、有出血倾向者禁用 过敏体质者、有其他药物过敏史者、肝肾功能异常等特殊人群以及初次使用中药注射剂者慎用
注射用丹参多酚酸	不建议用	不建议用	不建议用	禁用	禁用	慎用	>70岁不建议用	慎用	慎用	对本品或丹参类药物有过敏史或严重不良反应史者禁用 过敏体质者、有过敏病史者、哮喘病史者、肺功能不全者、有出血倾向者、合并心、肝、肾等严重疾病者慎用

续表

药品名称	特殊人群									其他
	新生儿	婴幼儿	儿童	妊娠妇女	哺乳期妇女	经期妇女	老年人	肝功能不全者	肾功能不全者	
注射用丹参多酚酸盐	不建议用	不建议用	不建议用	禁用	不建议用	慎用		慎用		对本品或含有丹参类药物有过敏史或有严重不良反应病史者禁用 有出血倾向者、有过敏病史者以及初次使用中药注射剂者慎用
注射用灯盏花素	禁用	禁用	不建议用	禁用	慎用	禁用	慎用	慎用	慎用	对本品或含有灯盏花素制剂及成分中所列辅料过敏或有严重不良反应病史者、脑出血急性期或有出血倾向的患者禁用 过敏体质者、凝血机制或血小板功能障碍者、初次使用中药注射剂者慎用

续表

药品名称	特殊人群									其他
	新生儿	婴幼儿	儿童	妊娠妇女	哺乳期妇女	经期妇女	老年人	肝功能不全者	肾功能不全者	
注射用红花黄色素	不建议用	不建议用	不建议用	**禁用**	慎用	慎用	慎用	慎用	慎用	对本品或含有红花黄色素制剂过敏或有严重不良反应病史者、出血性疾病急性期患者禁用 合并高血压（收缩压≥180mmHg，舒张压≥110mmHg）、重度心肺功能不全、重度心律失常（快速房颤、房扑、阵发性室速等）患者；冠心病患者、经冠脉搭桥、介入治疗后血管完全重建者；过敏体质者或对两种以上食物或药物过敏者、有出血倾向者、肝肾功能异常者、初次使用中药注射剂的患者慎用

续表

药品名称	特殊人群									其他
	新生儿	婴幼儿	儿童	妊娠妇女	哺乳期妇女	经期妇女	老年人	肝功能不全者	肾功能不全者	
注射用黄芪多糖	不建议用	不建议用	不建议用	忌用	不建议用					过敏体质者慎用 本品使用前需先做皮试，皮试阴性者方可使用
注射用双黄连（冻干）	禁用	禁用	慎用（≤4岁禁用）	禁用			慎用	慎用	慎用	对本品或黄芩、金银花、连翘制剂及成分中所列辅料过敏或有严重不良反应病史者；高敏体质或对同类产品有严重过敏史者；严重心肺功能不全者禁用 咳喘病、严重血管神经性水肿、静脉炎患者应避免使用 风寒感冒者忌用 过敏体质者、脾胃虚寒者、肝肾功能异常者和初次使用本品者慎用

续表

药品名称	特殊人群									其他
	新生儿	婴幼儿	儿童	妊娠妇女	哺乳期妇女	经期妇女	老年人	肝功能不全者	肾功能不全者	
注射用血塞通（冻干）	禁用	禁用	禁用	慎用		慎用		慎用	慎用	对本品、人参、三七过敏者，出血性疾病急性期禁用 有出血倾向者、过敏体质者以及初次使用中药注射剂者慎用
注射用血栓通（冻干）	禁用	禁用	禁用	慎用		慎用		慎用	慎用	对本品、人参、三七过敏者，出血性疾病急性期禁用 有出血倾向者、过敏体质者以及初次使用中药注射剂者慎用
注射用益气复脉（冻干）	慎用	慎用	慎用	慎用	慎用		慎用			对本品或含有红参、麦冬、五味子制剂及成分中所列辅料过敏或有严重不良反应病史者、过敏体质者禁用 初次使用中药注射剂者慎用

药品名称	特殊人群						老年人	肝功能不全者	肾功能不全者	其他
	新生儿	婴幼儿	儿童	妊娠妇女	哺乳期妇女	经期妇女				
祖师麻注射液	禁用	禁用	禁用				慎用	慎用	慎用	对本品或含有黄瑞香根皮和茎皮制剂及成分中所列辅料过敏或有严重不良反应病史者禁用 过敏体质者、肝肾功能异常者以及初次使用中药注射剂者慎用

中药注射剂使用配伍禁忌警示

药品名称	警示成分	有可能出现的相反相畏现象	配伍禁忌
清热解毒注射液	玄参	玄参反藜芦	避免与藜芦共用
血必净注射液	丹参、赤芍	丹参反藜芦，赤芍反藜芦	避免与藜芦共用
苦黄注射液	苦参	苦参反藜芦	避免与藜芦共用
参附注射液	红参、附片（黑顺片）	红参反藜芦，红参畏五灵脂；附片（黑顺片）反半夏、栝楼（天花粉）、贝母、白蔹、白及	避免与藜芦、五灵脂、半夏、瓜蒌、贝母、白蔹、白及共用
醒脑静注射液	郁金	郁金畏丁香	避免与丁香共用
康艾注射液	人参、苦参素	人参反藜芦，人参畏五灵脂；苦参反藜芦	避免与藜芦、五灵脂共用
参麦注射液	红参	红参反藜芦，红参畏五灵脂	避免与藜芦、五灵脂共用
参芪扶正注射液	党参	党参反藜芦	避免与藜芦共用

药品名称	警示成分	有可能出现的相反相畏现象	配伍禁忌
生脉注射液	红参	红参反藜芦，红参畏五灵脂	避免与藜芦、五灵脂共用
注射用益气复脉（冻干）	红参	红参反藜芦，红参畏五灵脂	避免与藜芦、五灵脂共用
丹红注射液	丹参	丹参反藜芦	避免与藜芦共用
丹参注射液	丹参	丹参反藜芦	避免与藜芦共用
瓜蒌皮注射液	瓜蒌皮提取液	瓜蒌反乌头（附子、川乌、草乌）	避免与附子、川乌、草乌共用
冠心宁注射液	丹参	丹参反藜芦	避免与藜芦共用
脉络宁注射液	玄参	玄参反藜芦	避免与藜芦共用
肾康注射液	丹参	丹参反藜芦	避免与藜芦共用

续表

药品名称	警示成分	有可能出现的相反相畏现象	配伍禁忌
香丹注射液	丹参	丹参反藜芦	避免与藜芦共用
注射用丹参（冻干）	丹参	丹参反藜芦	避免与藜芦共用
注射用丹参多酚酸	丹参多酚酸	丹参反藜芦	避免与藜芦共用
注射用丹参多酚酸盐	丹参多酚酸盐	丹参反藜芦	避免与藜芦共用
艾迪注射液	人参	人参反藜芦，人参畏五灵脂	避免与藜芦、五灵脂共用
复方苦参注射液	苦参	苦参反藜芦	避免与藜芦共用

注：1. 本表"配伍禁忌"项列举的禁忌药物为中药饮片，凡注射剂、口服药物中包含配伍禁忌药物的均避免共用。

2. 表中列举的某些注射剂成分为中药饮片精制的单体成分，在此视为原中药饮片。例如丹参多酚，在此也视为含有丹参被列入十八反范围内。

中药注射剂的溶解与稀释

1. 用葡萄糖注射液溶解或稀释

药品名称	溶剂
蟾酥注射液	5% 葡萄糖注射液
大株红景天注射液	5% 葡萄糖注射液
丹参注射液	静注：50% 葡萄糖注射液 静滴：5% 葡萄糖注射液
瓜蒌皮注射液	静注：25% 葡萄糖注射液 静滴：5% 葡萄糖注射液
冠心宁注射液 （正大青春宝、万荣三九、山西恒大）	5% 葡萄糖注射液
红花注射液	5% 或 10% 葡萄糖注射液
华蟾素注射液	5% 葡萄糖注射液
苦黄注射液	5% 或 10% 葡萄糖注射液

续表

药品名称	溶剂
参麦注射液	5%葡萄糖注射液
生脉注射液	5%葡萄糖注射液
舒肝宁注射液	10%葡萄糖注射液
舒血宁注射液	5%葡萄糖注射液
香丹注射液	5%或10%葡萄糖注射液
通关藤注射液（消癌平注射液）	5%或10%葡萄糖注射液
茵栀黄注射液	5%或10%葡萄糖注射液
鱼金注射液	5%或10%葡萄糖注射液

2.用0.9%氯化钠注射液溶解或稀释

药品名称	溶剂
灯盏细辛注射液	0.9%氯化钠注射液
复方苦参注射液	0.9%氯化钠注射液
黄芪注射液	0.9%氯化钠注射液
双黄连注射液	0.9%氯化钠注射液
血必净注射液	0.9%氯化钠注射液
鸦胆子油乳注射液	0.9%氯化钠注射液
银杏二萜内酯葡胺注射液	0.9%氯化钠注射液
注射用丹参多酚酸	0.9%氯化钠注射液
注射用红花黄色素	0.9%氯化钠注射液

3.用葡萄糖注射液、0.9%氯化钠注射液溶解或稀释

药品名称	溶剂
艾迪注射液	5%或10%葡萄糖注射液或者0.9%氯化钠注射液
参附注射液	5%或10%葡萄糖注射液或者0.9%氯化钠注射液
刺五加注射液	5%或10%葡萄糖注射液或者0.9%氯化钠注射液
丹红注射液	静注：50%葡萄糖注射液 静滴：5%葡萄糖注射液或者0.9%氯化钠注射液
灯盏花素注射液	10%葡萄糖注射液或者0.9%氯化钠注射液
冠心宁注射液 （神威药业、石药银湖、 山西振东泰盛、亚宝药业）	5%葡萄糖注射液或者0.9%氯化钠注射液
康艾注射液	5%葡萄糖注射液或者0.9%氯化钠注射液
苦碟子注射液	5%葡萄糖注射液或者0.9%氯化钠注射液

续表

药品名称	溶剂
莲必治注射液	5%葡萄糖注射液或者0.9%氯化钠注射液
脉络宁注射液	5%葡萄糖注射液或者0.9%氯化钠注射液
清开灵注射液	5%或10%葡萄糖注射液或者0.9%氯化钠注射液
热毒宁注射液	5%葡萄糖注射液或者0.9%氯化钠注射液
肾康注射液	5%或10%葡萄糖注射液或者0.9%氯化钠注射液
疏血通注射液	5%葡萄糖注射液或者0.9%氯化钠注射液
痰热清注射液	5%葡萄糖注射液或者0.9%氯化钠注射液
喜炎平注射液	5%葡萄糖注射液或者0.9%氯化钠注射液
醒脑静注射液	5%或10%葡萄糖注射液或者0.9%氯化钠注射液
血塞通注射液	5%或10%葡萄糖注射液或者0.9%氯化钠注射液

续表

药品名称	溶剂
血栓通注射液	静注：0.9%氯化钠注射液 静滴：10%葡萄糖注射液
银杏内酯注射液	5%葡萄糖注射液或者0.9%氯化钠注射液
注射用丹参(冻干)[①]	先用适量灭菌注射用水、0.9%氯化钠注射液或5%葡萄糖注射液溶解，再用0.9%氯化钠注射液或者5%葡萄糖注射液稀释
注射用丹参多酚酸盐	5%葡萄糖注射液或者0.9%氯化钠注射液
注射用灯盏花素	静滴：5%或10%葡萄糖注射液或者0.9%氯化钠注射液
注射用黄芪多糖	先用0.9%氯化钠注射液溶解，再用0.9%氯化钠注射液或者5%或10%葡萄糖注射液稀释

续表

药品名称	溶剂
注射用双黄连(冻干)[1]	先用灭菌注射用水溶解，再用0.9%氯化钠注射液或者5%葡萄糖注射液稀释。
注射用血塞通(冻干)[1]	先用灭菌注射用水、0.9%氯化钠注射液或5%葡萄糖注射液溶解。 静注：25%或50%葡萄糖注射液或者0.9%氯化钠注射液 静滴：5%或10%葡萄糖注射液
注射用血栓通(冻干)[1]	先用灭菌注射用水、0.9%氯化钠注射液溶解 静注：0.9%氯化钠注射液 静滴：5%或10%葡萄糖注射液或者0.9%氯化钠注射液
注射用益气复脉(冻干)	5%葡萄糖注射液或0.9%氯化钠注射液

[1] 这些品种先用灭菌注射用水或其他溶剂溶解后，再依规定要求稀释使用。

4.其他

药品名称	溶剂
消痔灵注射液	1%普鲁卡因注射液
血栓通注射液	理疗：灭菌注射用水
注射用灯盏花素	肌注：灭菌注射用水
注射用血栓通(冻干)	肌注、理疗：灭菌注射用水

附录 D

静脉给药相关说明

一、静脉给药的一般原则

① 静脉注射给药起效迅速、作用强且难以逆转，给患者带来的风险可能会较大。因此，应遵循能口服不肌内注射，能肌内注射不静脉滴注、静脉注射的给药原则。

② 一般而言，静脉输液中只能加入一种药品，配制后的溶液必须稳定，无物理和化学的配伍禁忌。

③ 药品配制后要充分溶解和混匀，并且在输液前应检查有无不溶性颗粒与可见异物。

④ 在配液操作与给药期间应严格保证药液无菌，溶剂应一次抽取，禁止反复抽取使用，配制好的药液如无特殊规定，通常应当立即使用。

⑤ 输液瓶上应注明患者的姓名、药品名称与剂量、给药日期与给药时间。所标注的内容应写在空白处，以不影响阅读输液瓶上的标签内容为宜。尽可能将使用过的输液器材保存一段时间，以便备查。

⑥ 在给药过程中应经常检查药液的状态，当出现颜色改变、混浊、颗粒、异物等，或发现其他异常、污染迹象等情况时，应立即停药并采取相应措施。

二、静脉渗漏性损伤的处理

① 一般处理。在静脉给药过程中，一旦发生静脉注射液外渗，应立即停止注射，拔出针头。在药物外渗的48小时内，应抬高受累部位，以促进局部外渗药物的吸收。

② 热敷。热敷可以促进液体的吸收，改善早期缺血情况。对渗漏早期造成的缺血性改变疗效肯定，通常用于一般性药物渗漏早期。

③ 冷敷。冷敷可以使局部血管收缩，减少药物的吸收，减轻局部水肿和药物的扩散，从而减轻局部组织的损害。冷敷还可以使神经末梢敏感性降低，从而减轻疼痛。一般渗漏后24小时内采用，水温0 ~ 4℃，冰水混合液为宜，以免造成冻伤。

④ 药物湿敷。采用50%硫酸镁溶液湿敷，每天2次，每次20分钟。

⑤ 中药湿敷。用于长期静脉注射的药物，主要用于注射部位静脉壁炎性渗出而引起的炎症症状，可以采取活血通络、舒筋利脉、温经散寒、清热利湿的中药进行湿敷。

附录 E

药品安全常识

药品不良反应（Adverse Drug Reaction，简称为ADR） 是指合格药品在正常用法用量下出现的与用药目的无关的有害反应。

药品不良事件（Adverse Drug Event，简称为ADE） 药品不良事件是指药物治疗过程中出现的不良临床事件，它不一定与该药有因果关系。与药品不良反应含义不同，一般来说，药品不良反应是指因果关系已确定的反应，而药品不良事件是指因果关系尚未确定的反应。

药品的副作用 也称副反应，是药品不良反应的一种，是指药品按正常剂量使用时所出现的与药品的药理学活性相关，但与用药目的无关的作用。出现这类反应的药品具有两种以上的药理学作用，例如，阿托品具有解除胃肠道肌肉组织痉挛作用，同时也具有扩大瞳孔的作用。当患者服用阿托品治疗胃肠道疼痛时，容易产生视物不清的副作用。

药物过敏反应 又称之为变态反应，是致敏患者对某种药物的特殊反应。药物或药物在体内的代谢产物作为抗原与机体特异抗体反应或激发致敏淋巴细胞而造成组织损伤或生理功能紊乱。该反应仅发生于少数患者身上，和药物已知作用的性质无关，和剂量无线性关系，反应性质各不相同，不易预知，一般不发生于首次用药。初次接触时需要诱导期，停止给药反应消失，化学结构相似的药物易发生交叉或不完全交叉的过敏反应，某些疾病可使药物对机体的致敏性增加。药物引起的变态反应包括速发型、迟发型等4种类型，临床主要表现为皮疹、血管神经性水肿、过敏性休克、血清病综合征、哮喘等。

严重药品不良反应　是指因使用药品引起以下损害情形之一的反应：①导致死亡；②危及生命；③致癌、致畸、致出生缺陷；④导致显著的或永久的人体伤残或者器官功能的损伤；⑤导致住院或住院时间延长；⑥导致其他重要医学事件，如不进行治疗可能出现上述所列情况的。

过敏性休克　是外界某些抗原性物质进入已致敏的机体后，通过免疫机制在短时间内触发的一种严重的全身性过敏性反应，多突然发生且严重程度剧烈，若不及时处理，常可危及生命。昆虫刺伤及服用某些药品（特别是含青霉素的药品）是最常引发过敏性休克的原因，某些食物（如花生、贝类、蛋和牛奶）也会引起严重过敏性反应。过敏性休克的表现与严重程度因机体反应性、抗原进入量及途径等不同而有很大差别。本病大都突然发生，约半数以上患者在接受病因抗原（如青霉素注射等）5分钟内发生症状，仅10%患者症状起于半小时以后，极少数患者在连续用药的过程中出现。过敏性休克有两大特点：其一是休克表现，出汗、面色苍白、脉速而弱、四肢湿冷、发绀，烦躁不安、意识不清或完全丧失，血压迅速下降乃至测不出，脉搏消失，最终导致心跳停止；其二是在休克出现之前或同时，伴有一些过敏相关的症状。

血管神经性水肿 又称血管性水肿、巨大性荨麻疹。病变累及皮肤深层（包括皮下组织），多发生在皮肤组织疏松处，发生局限性水肿。临床表现为急性局限性水肿，多发生于组织疏松处，如眼睑、口唇、包皮和肢端、头皮、耳郭、口腔黏膜、舌、喉亦可发生。皮损皮肤处紧张发亮，境界不明显，呈淡红色或苍白色，质地柔软，为不可凹性水肿。患者自觉不痒或较轻，或有麻木胀感。肿胀经2～3天后消退，或持续更长时间，消退后不留痕迹。单发或在同一部位反复发生，常合并有荨麻疹。当喉头黏膜发生血管性水肿时，有气闷、喉部不适、声音嘶哑、呼吸困难，甚至有窒息的可能。一般无全身症状。

肾功能异常　表现为各种肾病，如肾衰竭、肾病综合征、肾功能不全、肾囊肿、肾炎、尿毒症等。

肾功能不全　是由多种原因引起的，肾小球严重破坏，使身体在排泄代谢废物和调节水电解质、酸碱平衡等方面出现紊乱的临床综合症候群。

肝功能异常　是当肝脏收到某些致病因素的损害，引起肝脏形态结构的破坏和肝功能的异常。

肝功能不全 指某些病因造成肝细胞严重损伤，引起肝脏形态结构破坏，并使其分泌、合成、代谢、解毒、免疫等功能严重障碍，出现黄疸、出血倾向、严重感染、肝肾综合征、肝性脑病等临床表现的病理过程或者临床综合征。

参 考 文 献

[1] 国家药典委员会.中华人民共和国药典（2020年版）[M].北京：中国医药科技出版社，2020.

[2] 任德权，张伯礼.中药注射剂临床应用指南[M].北京：人民卫生出版社，2011.

[3] 高学敏.中药学，2版[M].北京：中国中医药出版社，2017.

[4] 南京中医药大学.中药大辞典，2版[M].上海科学技术出版社，2014.

中文药名索引

(按汉语拼音排序)

声　明

　　医学是一门不断发展的科学。由于新的研究成果的层出不穷，临床经验的不断积累，因此我们有必要了解治疗及用药的新变化。本书的作者和出版者根据可靠的科研成果提供了当今最新的医学资料。本书的编者、出版者及任何参与本书出版的团体在此郑重声明：我们努力保证本书中所有信息都是准确、核对无误、完整、可靠的，但由于人类存在着个体差异及医学的不断发展，在此我们鼓励读者参照其他资料来证实本书的可靠性，例如参考药品说明书。本书出版者和编者在法律所允许的免责范围内不就因此引起的任何直接、间接或结果性损失承担责任。